戸田整形外科リウマチ科クリニック
医学博士
戸田佳孝

1日半分の

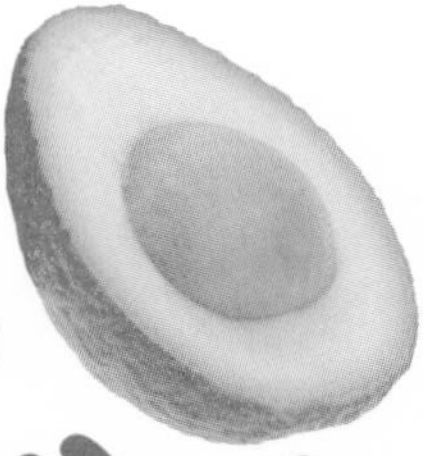

アボカドでひざの痛みはラクになる

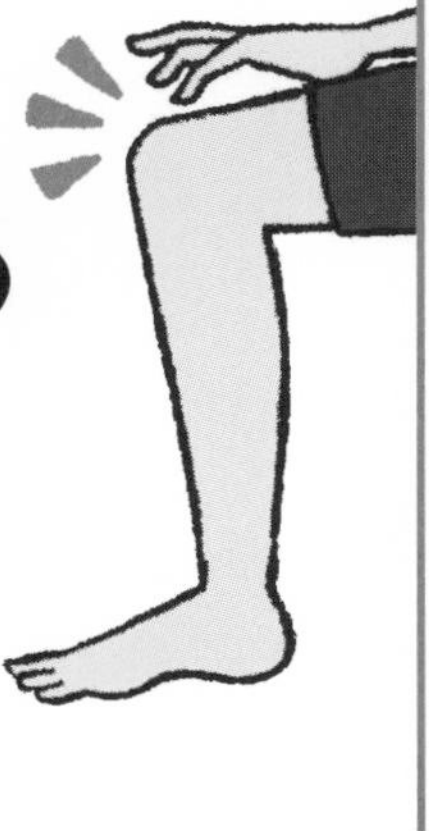

河出書房新社

はじめに

ひざと股関節の痛みには「アボカド」を

ひざや股関節が痛くなる人のほとんどは中年期以降の女性です。

この本に興味を持って手にしてくださったあなたも、中年期以降の女性ではありませんか？　本書はそんな方々のためにあります。

私は整形外科の開業医です。毎日のように患者さんと向き合っているわけですが、「ひざ痛に効く食べ物は何ですか？」という質問をよく受けます。そんなとき、私はこう答えます。「アボカドを毎日半分食べてみてください」と。

たいていの患者さんはきょとんとして「アボカド、ですか……」と腑に落ちないご様子。あまりに意外な食品で驚かれるのでしょう。

高血圧や高脂血症など内科系の病気に良い食品については、いろいろな本で納豆やヨーグルトなどが紹介されています。でも、中年期以降に多いひざの痛みや股関節の痛みに対する食品の効果については、ほとんど紹介されていません。というのも、そういう医学論文がなかったからです。

ところが、今世紀（西暦２０００年以降）に入ってから**フランスを中心にアボカドと大豆から抽出した成分がひざや股関節の痛みに良いという論文が相次いで発表されました**。

そこで私もひざの痛みに対するアボカドの効果について研究し、論文をいくつも発表しました。この本では、それらの論文の内容をわかりやすく説明しています。

また、アボカドを使った料理のレシピも載せました（第2章）。アボカドだけでなく、ひざの痛みに良いとされている栄養素を多く含んだその他のおすすめの食品についても紹介しています。

「壁もたれペッパー警部風スクワット」でひざや股関節を強くする

「健康で長生きするために自分でできること」というと、多くの人がまずウォーキング（長時間続けて歩く）を思い浮かべるかもしれません。確かにウォーキングなどの有酸素運動（酸素を十分に取り入れながら行う運動）は持久力を高め、心臓や血管などの循環器疾患には有効です。

けれども、ひざがしっかり伸びない状態でウォーキングをすると、ひざにかかる負担を増やしてしまい、かえってひざを痛めてしまう可能性もあります（序章）。

ひざや股関節を強くするためには、脚の筋力を鍛えなければなりません。いわゆる「筋トレ」が必要なのです。しかし、「筋トレ」と聞くと忙しい毎日を過ごしている中高年の方は、気が重くなるかもしれません。

でも、たった1種類の運動だけならできませんか？

この本では、ピンク・レディーのデビューシングル『ペッパー警部』の振り付けに似た運動を「壁もたれペッパー警部風スクワット」と名付けて、イチオシの筋トレ（というより「チョイトレ」です）としました（第3章）。子どものころ、振りマネをした方も多いのではないでしょうか。これなら楽しみながら脚の筋力を鍛えていただけること請け合いです。

エビデンス（科学的証拠）があるから信頼できる

最近、健康法に関する一般書が毎日のように出版されています。長寿社会になって高齢者が増えるにしたがい、健康法をテーマにした本のニーズが高まったからです。

しかし、その多くは著者の経験やアイデアに基づいて発明された健康法です。その著者が試してみて効いたからといって、あなたにも効くとは限りません。誰がどこでやっても同じ結果が出ることが大切なのです。

この本では**ひざや股関節を強くするのに効果的な食品や運動などを紹介する際、必ず根拠となる「エビデンス（科学的証拠）」を示しました。**

そのため、この本では私が行った臨床研究の結果や、他の専門家が行った研究結果を報告した医学論文を多く紹介しています。慣れない人は読み飛ばしてかまいませんが、研究結果や論文の出典が示されているからこそ、信頼性が高い治療法や健康法なのだということをご理解いただければ幸いです。

手術しないで自力でひざ痛を治す最新メソッド

私は22年前に大阪府吹田市で開業してから一貫して保存的療法（手術をしないで治す方法）の研究を続け、その成果を学会や研究雑誌（英語の雑誌も含めて）に発表してきました。

２０１２年以来、自分の研究成果を中心にまとめたオリジナリティーのある本を合計6冊上梓しています（注1〜6・戸田）。世の中に私より優れた研究をしている整形外科医はたくさんいますが、研究成果をわかりやすく世間のみなさまに説明できる整形外科医は少ないと自負しています。

また、前作のいずれかを読んでくださった方のためにも、できる限り前作と同じ内容を避け、未発表の内容を盛り込みました。いわば、**手術しないで自力でひざ痛や股関節痛を治す最新メソッドです**。読者のみなさまに最後まで飽きずに読んでいただけることを心より願っております。

戸田佳孝

「リキーネ先生の質問票」でまずはセルフチェックしよう

本書を手に取っていただけたということは、あなたはひざ痛や股関節痛に悩まされているはずです。

手術をしない保存的療法を推奨しているひとりの医師として大切にしているのは、患者さんの現状を把握すること。その際に用いるのが**「リキーネ先生の質問票」**です。

リキーネ先生というのはフランスの著名な整形外科医。リキーネ先生らは、ひざの痛みを10個の動作に分けて研究しています（注7・Lequesne）。

私はこれを「リキーネ先生の質問票」として、変形性ひざ関節症の臨床や研究に用いています。ひざが痛むのは、どんな動作をしたときなのか。リキーネ先生の挙げる10項目のうち、いくつ当てはまるかを患者さんに聞き、日常生活の困難度を数字に置き換えて使います。
私が臨床や研究で用いるこの「リキーネ先生の質問票」をP10〜11に載せておきました。まずは、これであなたがいくつ当てはまるかセルフチェックしてみましょう。該当する項目のチェックボックスにチェックを入れてください。

当てはまったのが2項目以下なら軽症です。3〜6項目なら中等症。7項目以上は重症といえます。

たとえ軽症の人でも放置すると悪化していくので、本書を読んでぜひ痛みの改善をめざしてください。

中等症や重症の人もあきらめる必要はありません。まだまだあなたのひざ痛や股関節痛は改善できます。まずは重症の人なら中等症程度へ、中等症の人なら軽症程度へと痛みの改善をめざしましょう。

リキーネ先生の質問票
変形性ひざ関節症編

- [ ] 寝ているときに痛む
- [ ] 朝、目が覚めたとき痛む
- [ ] 30分以上立っていたとき痛む
- [ ] 歩き出したとき痛む
- [ ] 椅子から立ち上がるとき痛む
- [ ] 10分以上歩くと痛む
- [ ] 階段を上がるときに痛む
- [ ] 階段を下りるときに痛む
- [ ] しゃがみ込むときに痛む
- [ ] 凸凹道を歩くときに痛む

2項目以下 ➡ **軽症**
3〜6項目 ➡ **中等症**
7項目以上 ➡ **重症**

リキーネ先生の質問票
変形性股関節症編

- □ 寝ているときに痛む
- □ 朝、目が覚めたとき痛む
- □ 30分以上立っていたとき痛む
- □ 歩き出したとき痛む
- □ 椅子から立ち上がるとき痛む
- □ 10分以上歩くと痛む
- □ 床に座って靴下を履くときに痛む
- □ 床に落ちた小さなゴミを拾うときに痛む
- □ 階段の上り下りで痛む
- □ 車の乗り降りで痛む

2項目以下 ➡ 軽症
3～6項目 ➡ 中等症
7項目以上 ➡ 重症

CONTENTS

CONTENTS

第4章 ひざの痛みをやわらげるほぐしストレッチ —— 111

第5章 痛みを楽にするお助けグッズを利用しよう

第6章 体験談 たった2週間で痛みが劇的改善

最終章

整形外科のかかり方とこれからのひざ痛治療

序章

ひざ（と股関節）の痛みはなぜ起こる？

ひざと股関節の基本の「き」。
その仕組みを一からやさしく解説し、
痛む理由を解き明かします。

ひざの構造を知って痛みとの関係を理解しよう

ひざは「大腿骨《だいたいこつ》」（太ももの骨）と「脛骨《けいこつ》」（脛《すね》の骨）からできており、ひざのフタにあたる膝蓋骨《しつがいこつ》（ひざの皿）と一体になった靱帯《じんたい》で結びついています。これが関節です。

大腿骨の表面にある袋「関節包《かんせつほう》」は、ひざを伸ばす筋肉「大腿四頭筋《だいたいしとうきん》」（太ももの筋肉）におおわれ、大腿骨と脛骨の表面は軟骨におおわれ、軟骨と軟骨のすき間には「半月板《はんげつばん》」というクッションがはまり込んでいます。

大腿骨は内側と外側の表面が半球状をしており（内顆《ないか》と外顆《がいか》）、内顆は外顆よりも少し大きいので、内顆の方に体重がかかりやすく、軟骨もすり減りやすく、このため、ひざの痛みはひざの内側に起こることが多いのです。

正常なひざの構造

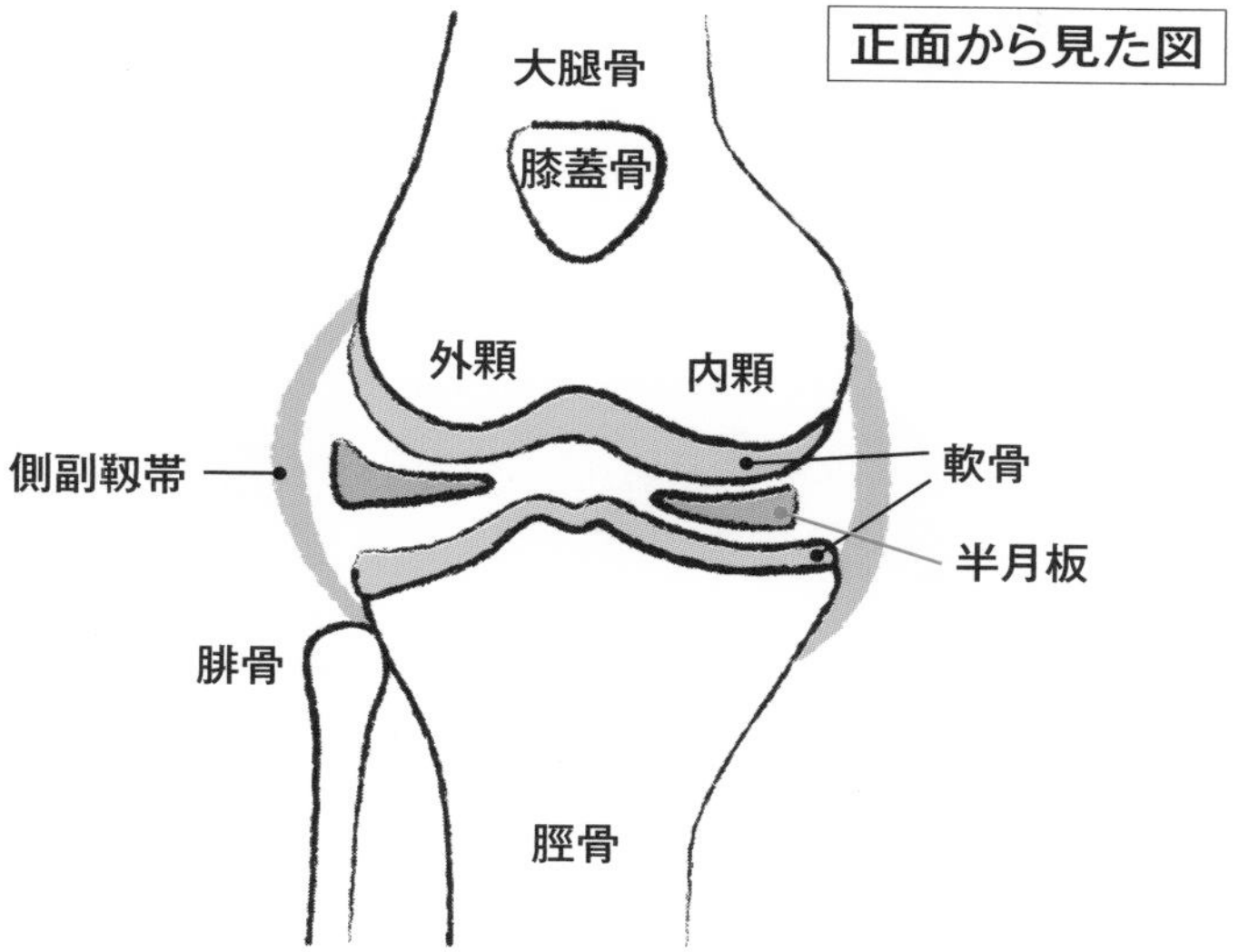

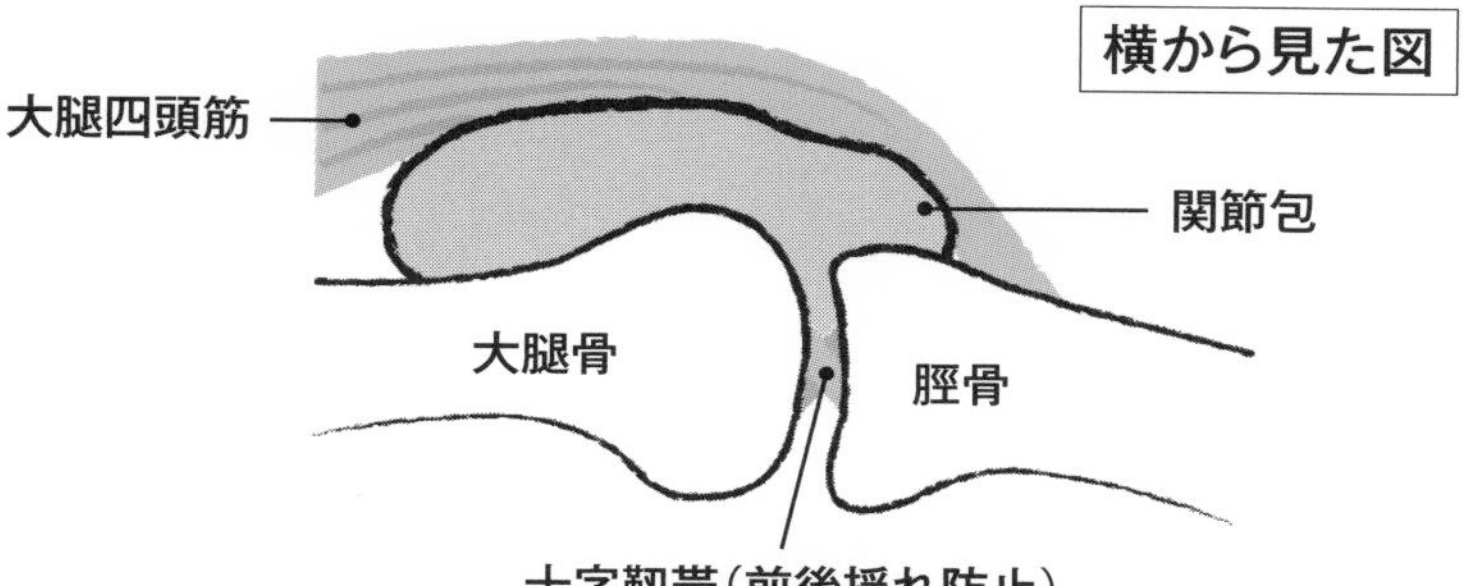

「側副靱帯」がひざの横揺れを防ぎ、「十字靱帯」がひざの前後の揺れを防ぐ。

変形性ひざ関節症って何？どんな症状？

ひざの痛みの原因として最も多いのが、「変形性ひざ関節症」です。

日本人ではO脚変形が多く、一般的にひざの内側に痛みが出てきます。調査によると、日本人の4人に1人は「変形性ひざ関節症」であると推定され、女性の比率が高く、約8割を占めているともいわれています（注1・吉村）。特に、女性は閉経を迎えるころから、筋肉がやせて肥満してきます。そのため変形性ひざ関節症が起こりやすいと考えられます。

変形性ひざ関節症の起こり方は、加齢や肥満によって軟骨がすり減る、すり減った軟骨を補うために棘のような骨ができる、半月板が割れて破片が飛び出すなど、軟骨や半月板と大いに関係があります（左図）。

変形性ひざ関節症5つの起こり方

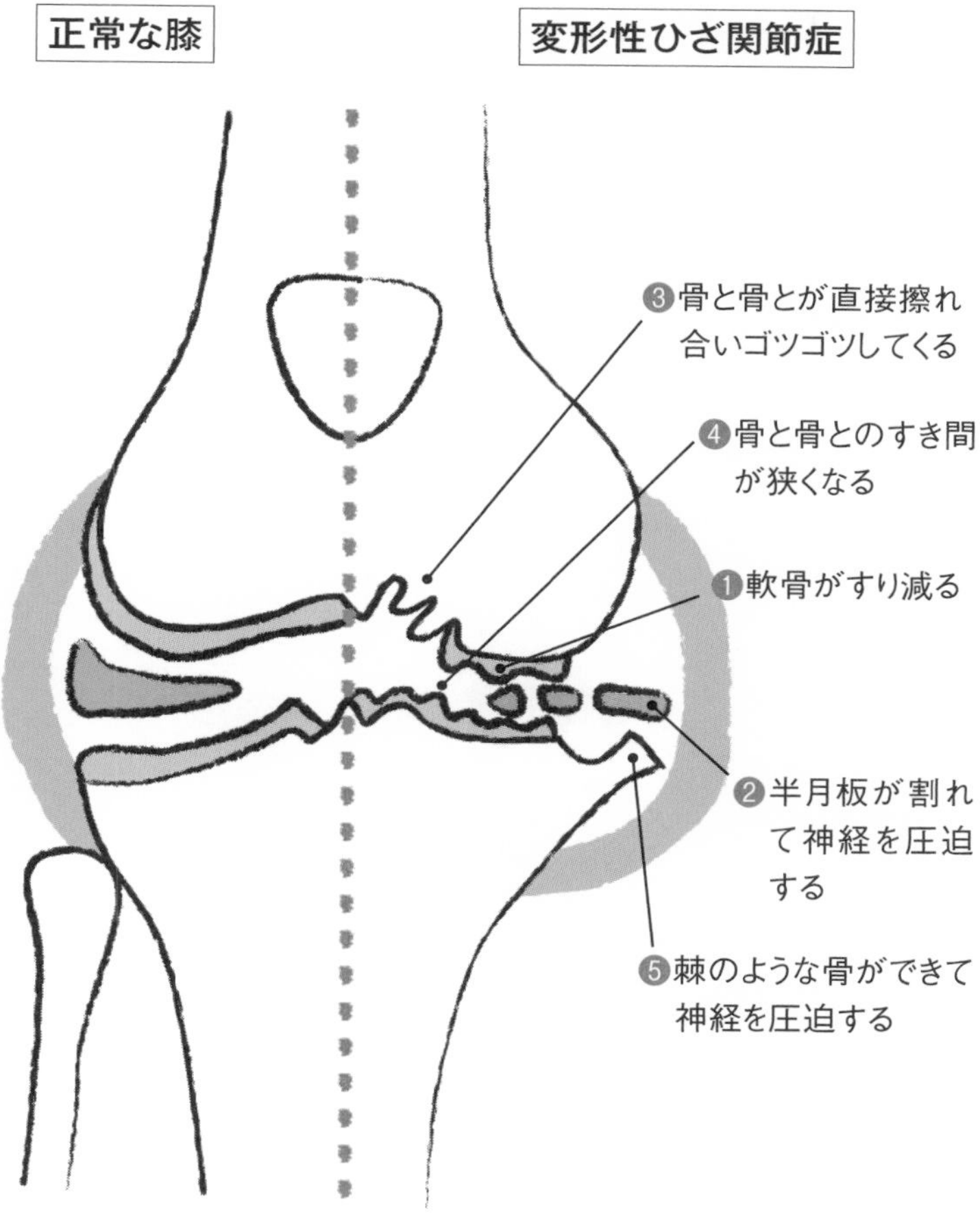
正常な膝
変形性ひざ関節症
❸骨と骨とが直接擦れ合いゴツゴツしてくる
❹骨と骨とのすき間が狭くなる
❶軟骨がすり減る
❷半月板が割れて神経を圧迫する
❺棘のような骨ができて神経を圧迫する

主に軟骨のすり減りによって起こるが、すり減りによる悪影響も要因。

ひざの横揺れが起こると軟骨がすり減り、ひざ痛に

歩く際、ひざに最も負担がかかるのは、片ひざに全体重が乗っている瞬間です。このとき、大腿骨に対して脛骨が外側に少し回転して脛骨と大腿骨がしっかり噛み合い、まっすぐ伸びた状態でロックがかかるため、横揺れしません（注2・古賀）。この**大腿骨に対して脛骨が回転する動きをスクリューホーム運動といいます**。

ところが、変形性ひざ関節症になると**大腿四頭筋（ひざを伸ばす筋肉）の力が弱くなり**、ひざがまっすぐ伸びなくなってしまいます。するとひざの横揺れ（内反スラスト＝ひざが曲がった状態のまま全体重がかかるので、O脚が膨らむ方向に押し出す力が強まる）が起こり、軟骨がすり減ります（注3・大森）。

スクリューホーム運動

横から見た歩いているところ

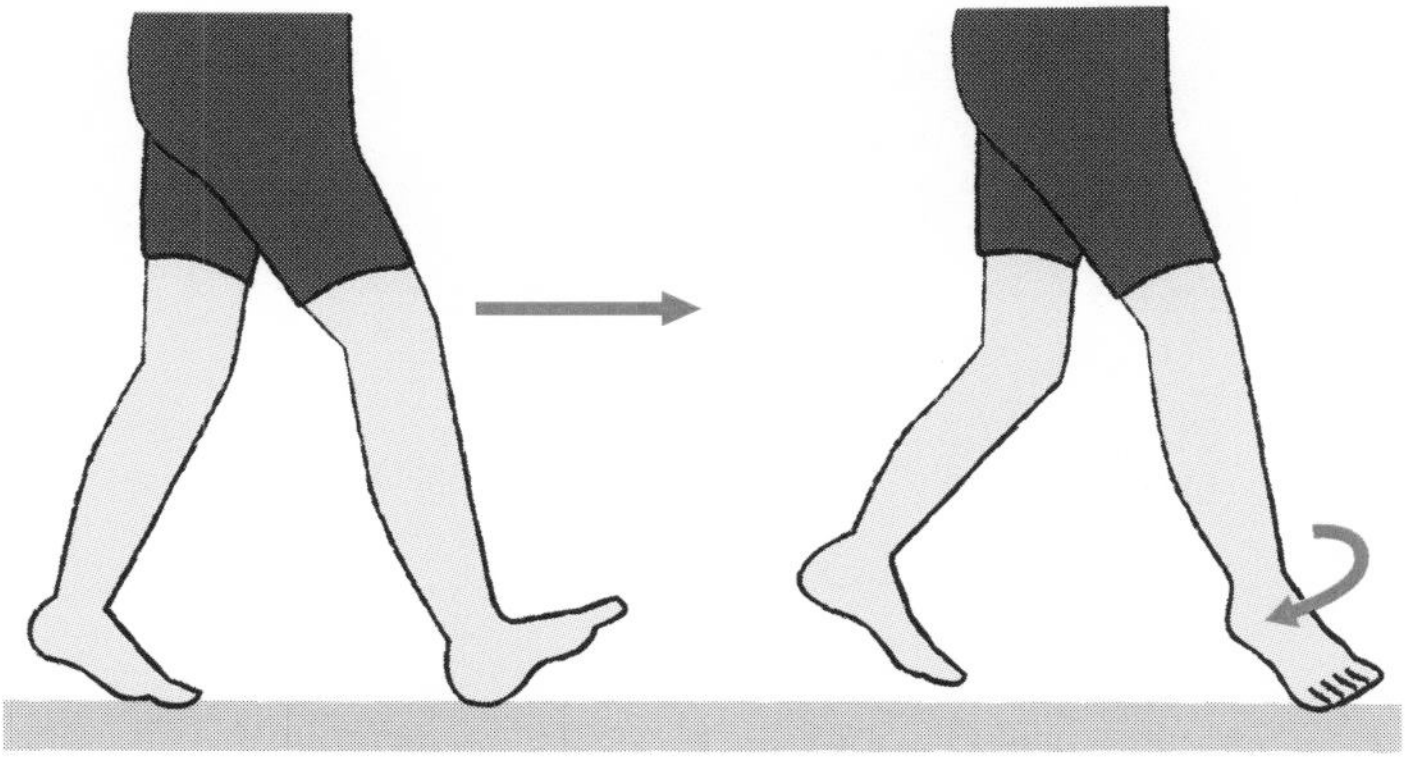

踵が地面に着く

ひざが伸びて足全体が
地面に着く

正面から見たひざ

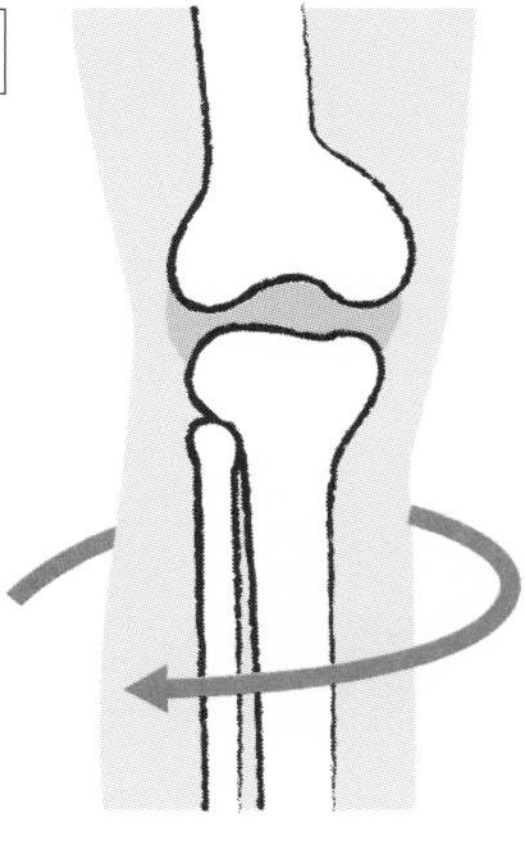

大腿骨が脛骨に対
して外側に回転し、
ひざが伸びた状態
でロックされる

変形性ひざ関節症の人の歩き方

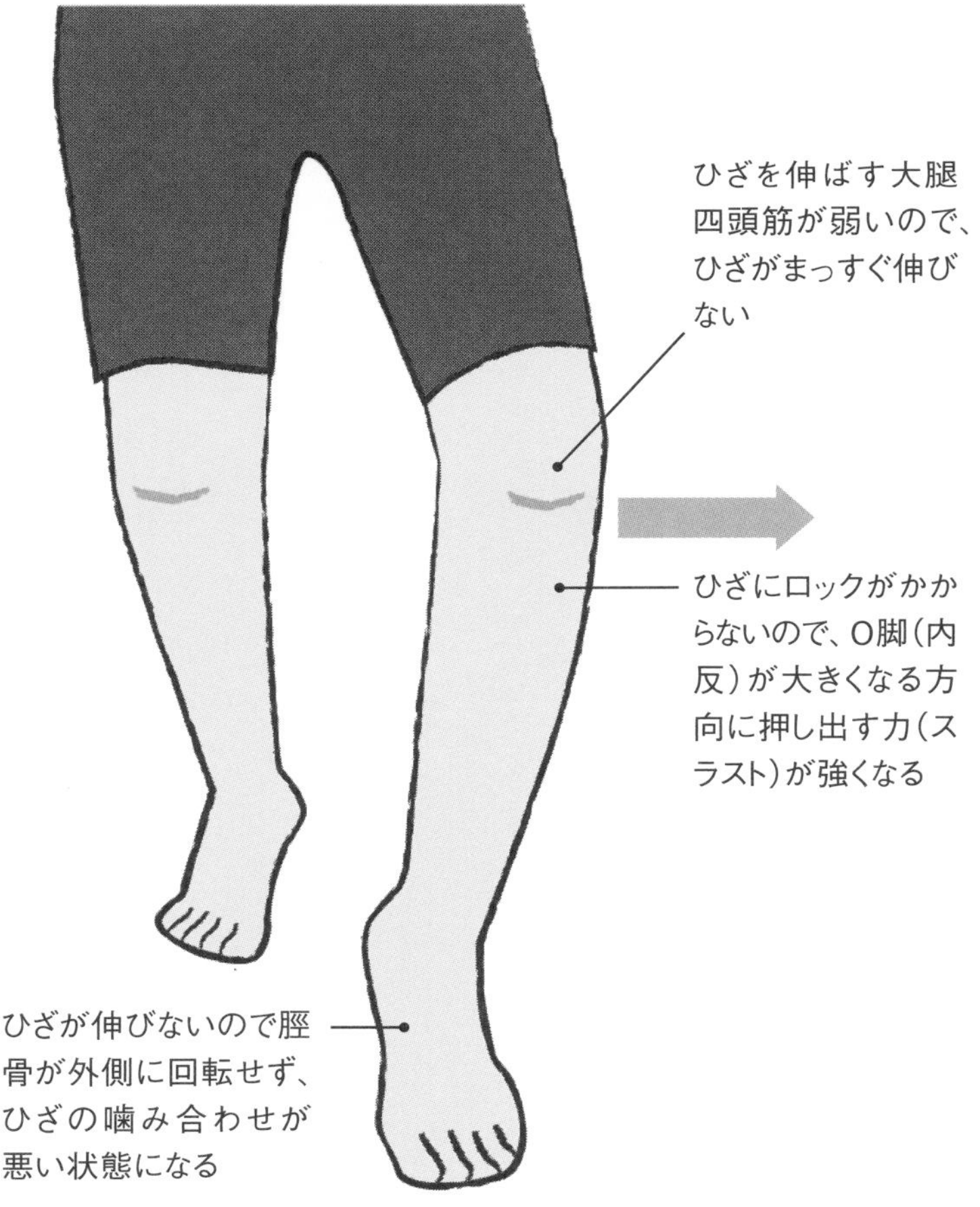
ひざを伸ばす大腿四頭筋が弱いので、ひざがまっすぐ伸びない
ひざにロックがかからないので、O脚（内反）が大きくなる方向に押し出す力（スラスト）が強くなる
ひざが伸びないので脛骨が外側に回転せず、ひざの噛み合わせが悪い状態になる

股関節の構造を知って股関節痛との関係を理解しよう

ひざ痛と同様、股関節痛に悩まされている方も多いのではないでしょうか。

股関節は、大腿骨の付け根にあるボール状の「大腿骨頭《だいたいこっとう》」と、そのボールがぴったりはまり込むような窪み「臼蓋《きゅうがい》」の噛み合わせでできています。いずれの表面にも軟骨があります。肥満や運動不足になると、軟骨にかかる負担が増え、軟骨がすり減ります。これが「変形性股関節症」です。

そこで股関節の負担を減らす2つの筋肉に注目です。腰椎《ようつい》から大腿骨を吊り上げるような形でついている「腸腰筋《ちょうようきん》」と、骨盤から大腿骨を吊り上げるような形でついている「大殿筋《だいでんきん》」です。これらが強くなると大腿骨を吊り上げる力が強くなり、股関節の軟骨への圧縮力が減ります。

股関節の構造

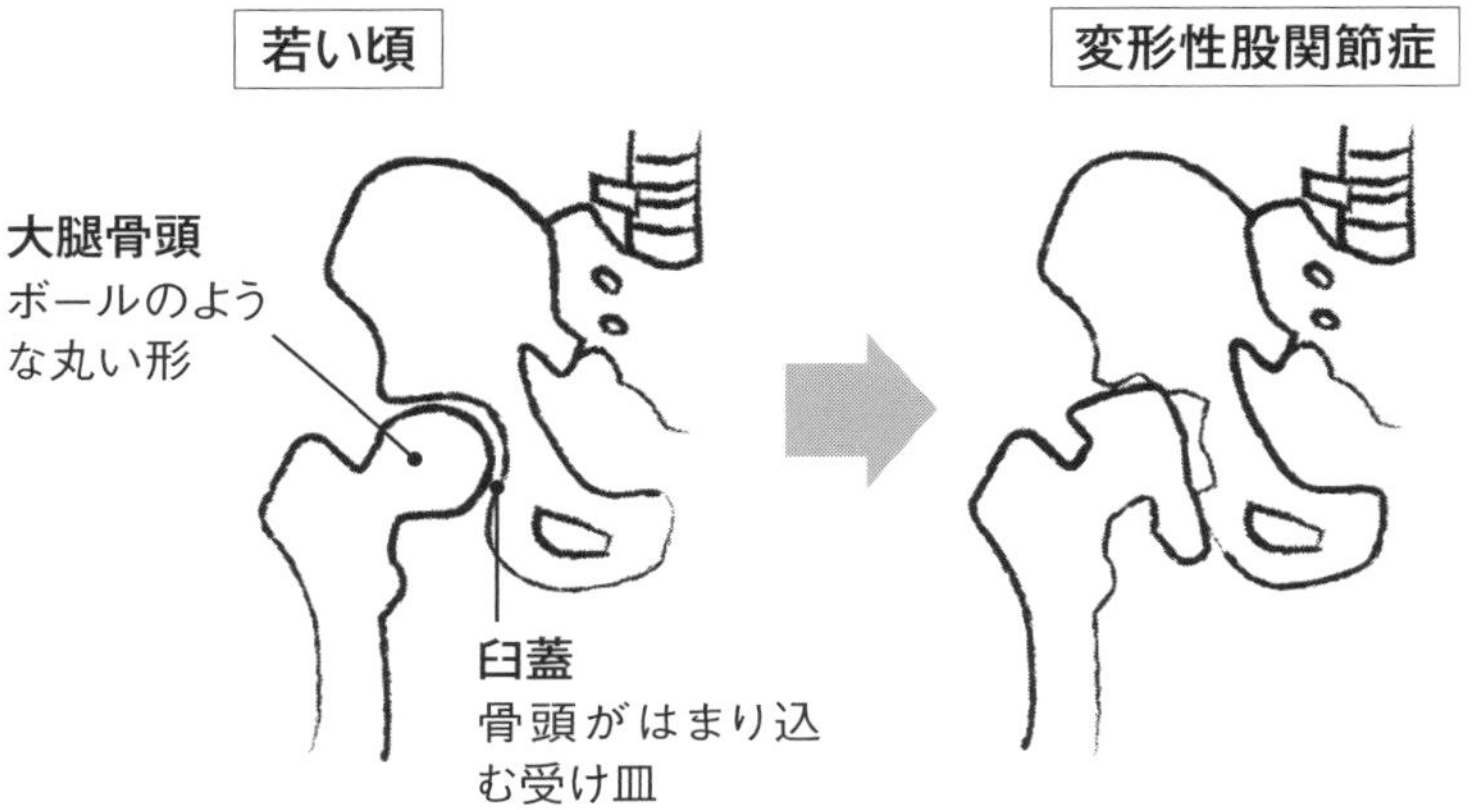

股関節の負担を減らす筋肉

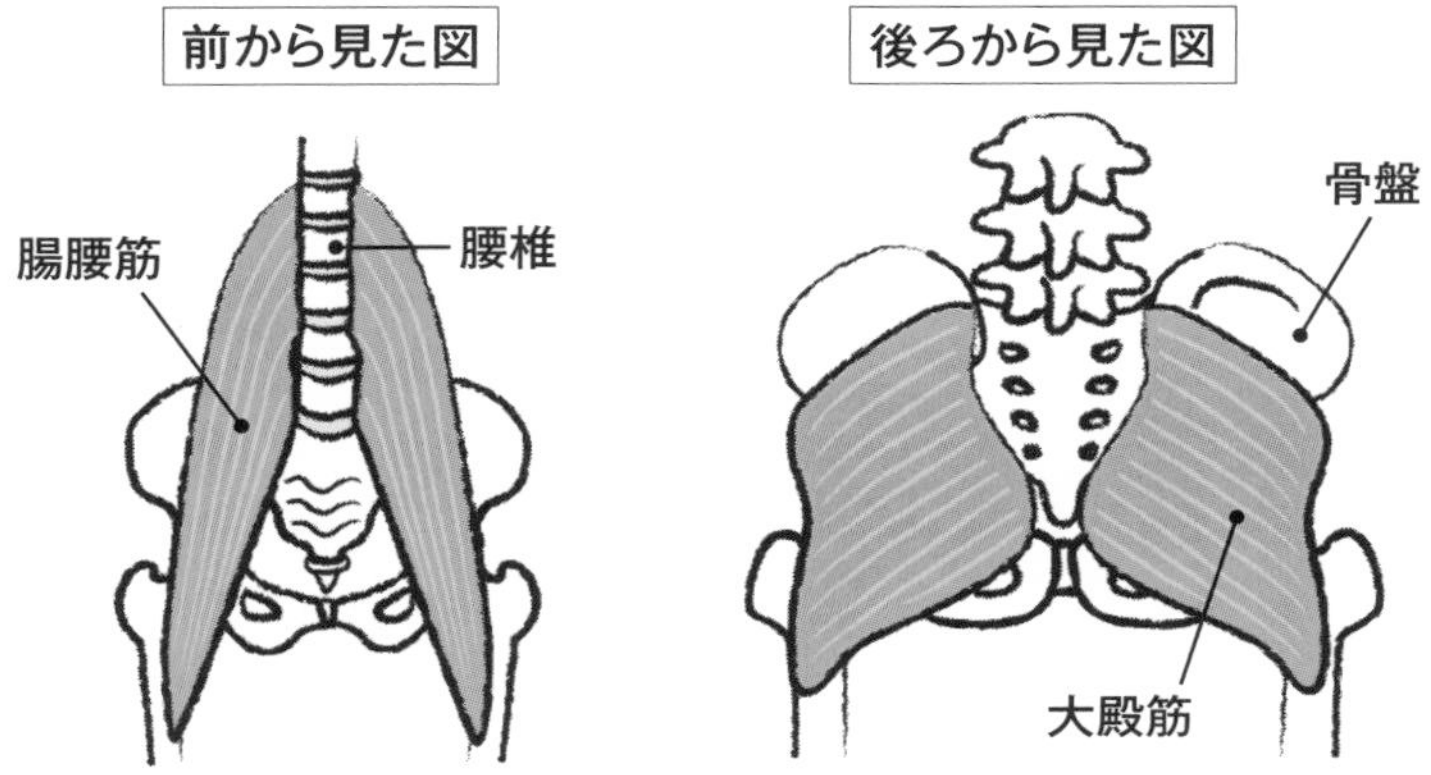

腸腰筋と大殿筋が強くなると、股関節の軟骨への負担が減り、痛み改善に。

体重が軽くなればひざや股関節の痛みも軽くなる

歩いているとき、片脚に全体重が乗った状態になると、**ひざには体重の6倍、股関節には3倍の力がかかります**（注4・Felson）。つまり、体重に比例してひざや股関節への負担が増えるということ。逆にいうと、肥満型の人は減量するだけで大幅にひざや股関節にかかる負担を減らすことができるのです。

私の研究で、37人の変形性ひざ関節症患者さんに1日1万歩を目標に歩いてもらい、22人にはカロリー制限も行い、15人は普段どおりの食事をしてもらいました。6週間後、カロリー制限を行った22人の体重が平均3・9kg減り、行わなかった17人に比べ、ひざの痛みが統計学的に明白に軽くなっていました（注5・戸田）。

序章 まとめ

1 ひざ痛の原因は「変形性ひざ関節症」がほとんど。その要因は関節の軟骨のすり減り。

2 股関節痛の原因は「変形性股関節症」が多い。こちらの要因も関節の軟骨のすり減り。

3 変形性ひざ関節症はO脚に変形し、ひざの内側が痛む。大腿骨の構造上、内側に体重がかかりやすいため。

4 健全なひざは、歩く際、大腿骨に対して脛骨が外側に少し回転する「スクリューホーム運動」が起こる。

5 スクリューホーム運動が起こらないと、O脚が膨らむ方向に押し出す力(内反スラスト)が強くなる。

第1章

ひざを強くする食事術

ひざ痛にはアボカドが効く！

アボカドはなぜひざの痛みに効くのか？
その理由をやさしく解説し、
その他の食べるべき３食材もご紹介！

アボカドがひざ痛に効くのは その成分が軟骨を修復してくれるから

アボカドの中には「アボカド大豆不けん化物」（ステロール）という成分が多く含まれています。この成分の中に含まれる**ＴＧＦ・β《ベータ》が、軟骨の土台となる線維《せんい》をつくってくれるのです。**

擦りむいたときはカサブタができて治りますよね。カサブタと同じように、**ＴＧＦ・βがつくる線維は変形性ひざ関節症ですり減った軟骨の欠けた部分を修復してくれます**（注1・Altinel）。たとえるなら、アボカドには凸凹の道（すり減った軟骨）をアスファルト（線維）で舗装するような働きがあるのです。

同じくアボカドに含まれる成分による**ＣＯＸ《コックス》・２《ツー》合成阻害作用は、即効的に痛みをやわらげる効果があります**（注2・Goudarzi）。

アボカドはひざの軟骨を舗装する

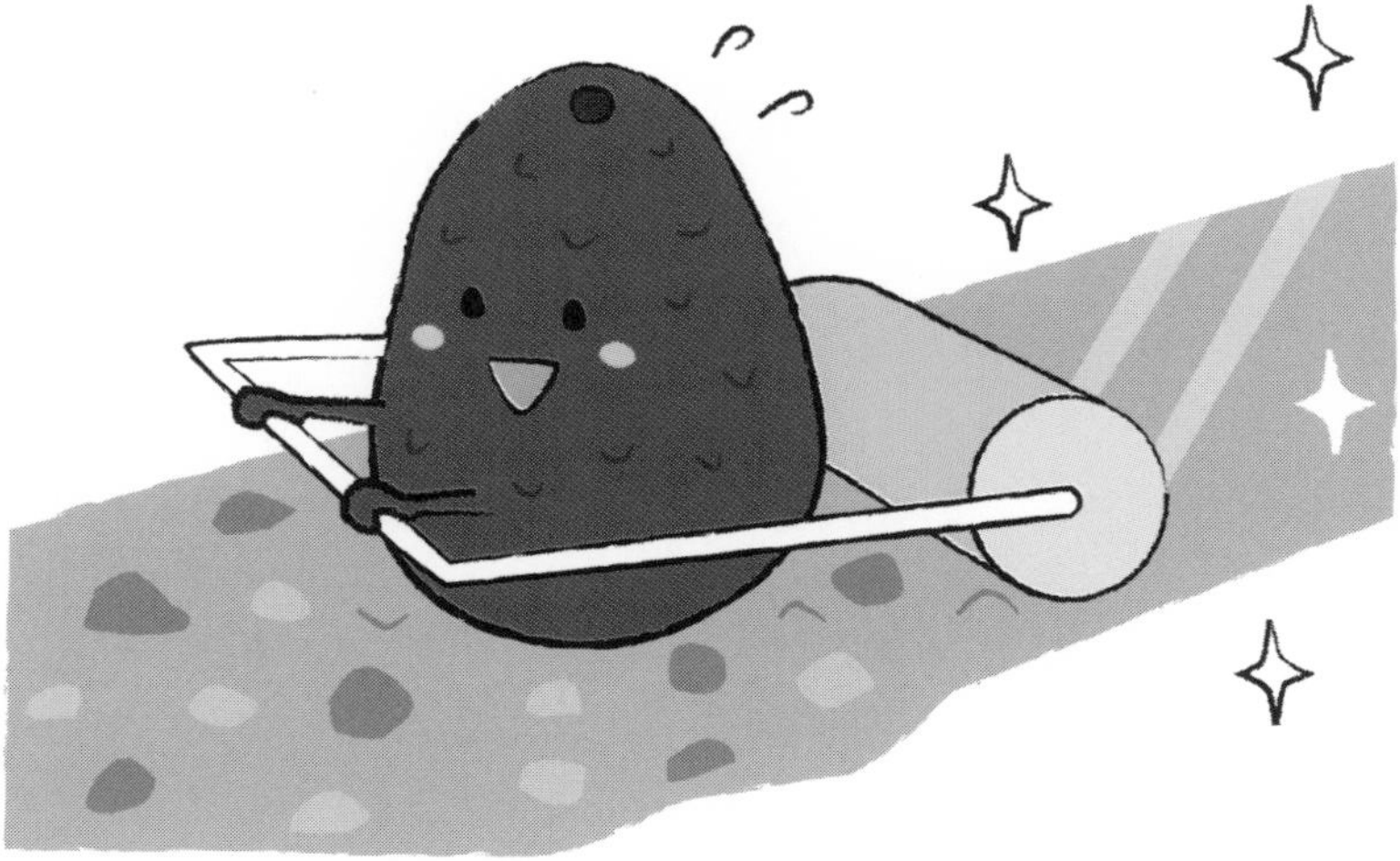

TGF-βは砂利道をアスファルトで舗装するように、すり減った軟骨を修繕する。

変形性ひざ関節症の患者さんはアボカドをあまり食べていなかった

私のクリニックを訪れた方の中で、年齢が50歳以上の125人の変形性ひざ関節症患者さんのグループと、年齢を一致させた121人のひざ以外の痛みを持つ患者さんのグループに「週に何回アボカドを食べるか？」と聞いてみたところ、「週に1回以上」と答えた人は、前者では20例（16％）、後者では32例（26・4％）。前者は後者に比べ、統計学的に明白にアボカドを摂る機会が少なかったという結果が出ました（注3・戸田）。

さらに、変形性ひざ関節症のグループでは、アボカドを食べる回数が週3回の人は2人、4回の人は1人でしたが、ひざ以外が痛むグループでは3回が5人、4回が4人でした。

アボカドを頻繁に（週3回以上）食べる人の割合

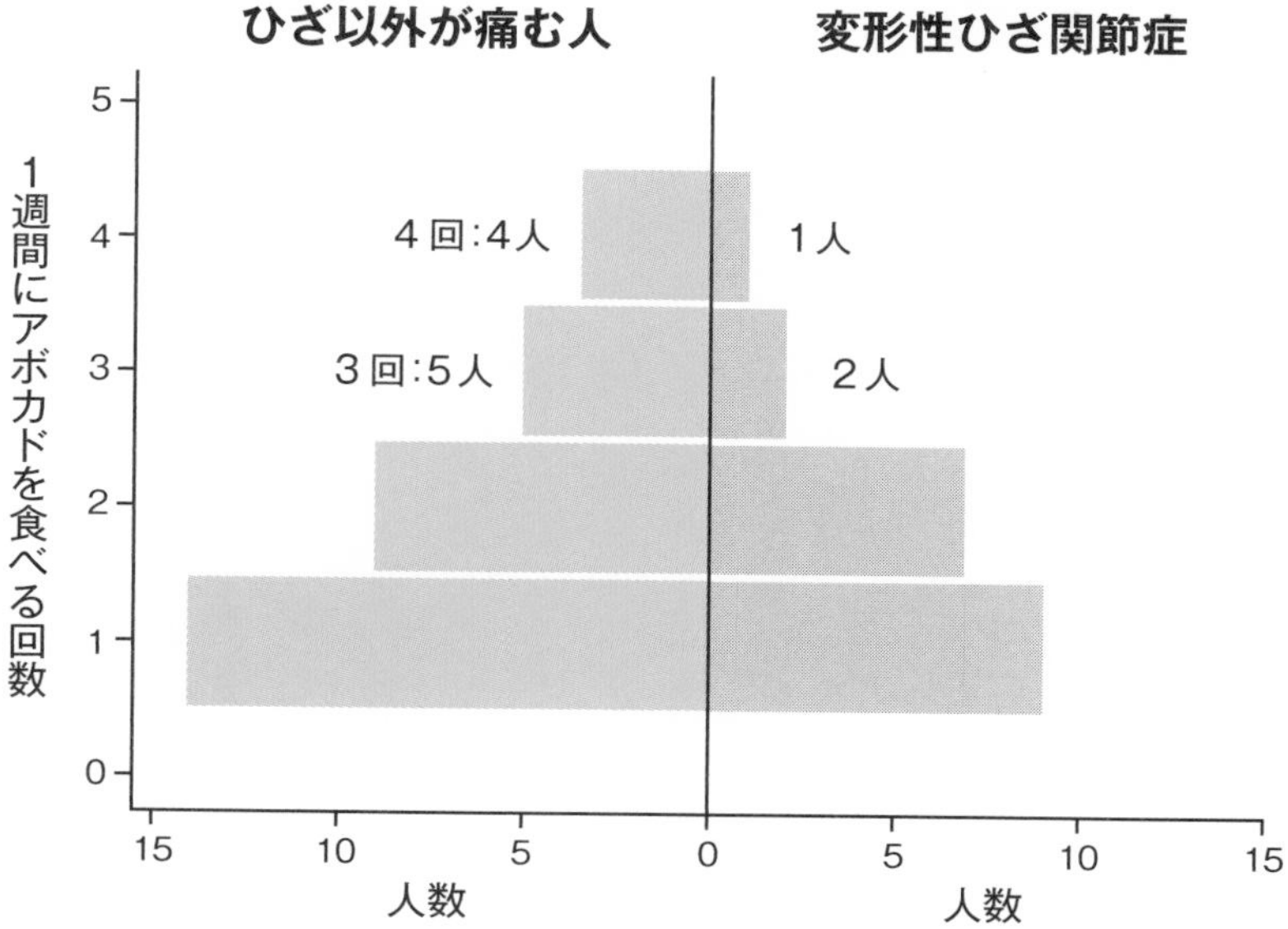

アボカドを頻繁に食べる人の割合は、変形性ひざ関節症グループでは少なかった。

アボカドは本当にひざ痛に効くのかレントゲン写真で解説

セルフチェック（P8）のところでもご紹介したフランスの整形外科医リキーネ先生らは、変形性股関節症の患者さんが2年間アボカド不けん化物を摂取した前後のレントゲン写真を比べました（注4・Lequesne）。その結果、摂取前に股関節の隙間が狭かった患者さんほど軟骨のすり減り速度が遅くなりました。

私は変形性ひざ関節症の患者さんでも同じように軟骨のすり減りが遅くなるのではないかと考え、アボカドを食べ続けている患者さんと食べていない患者さんの現在のレントゲン写真と2年以上前のレントゲン写真を比べて、関節の隙間の減り具合を調べました。

アボカド嫌い 男性

2年間で0.4mm隙間が減った。1年平均すり減り:0.2mm

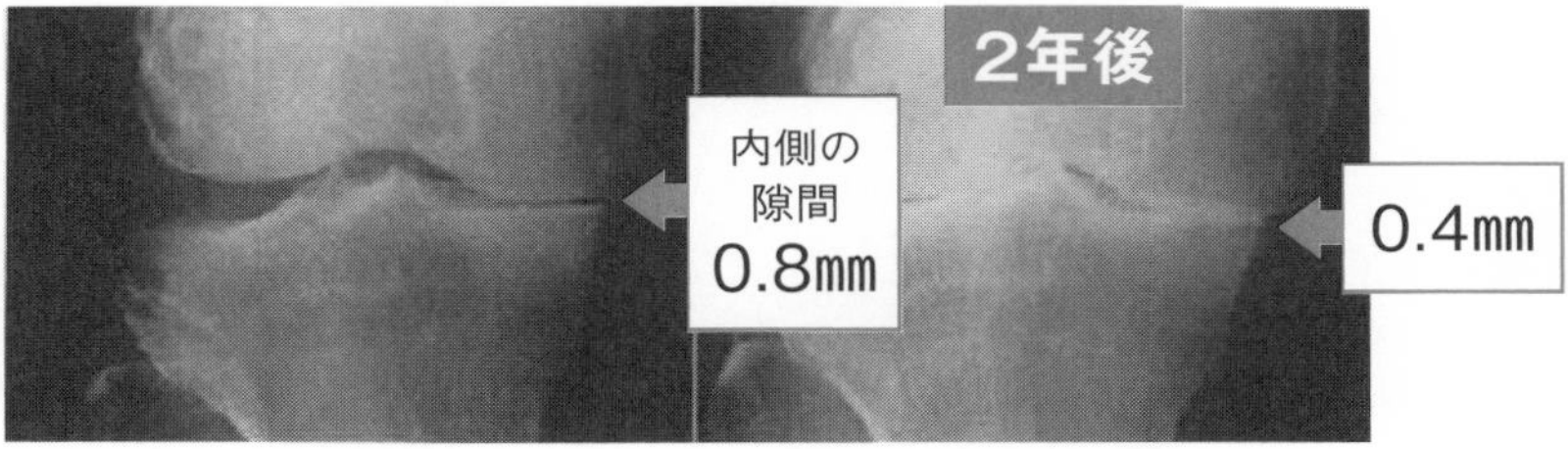

アボカド嫌い 女性

3年間で1.3mm隙間が減った。1年平均すり減り:0.43mm

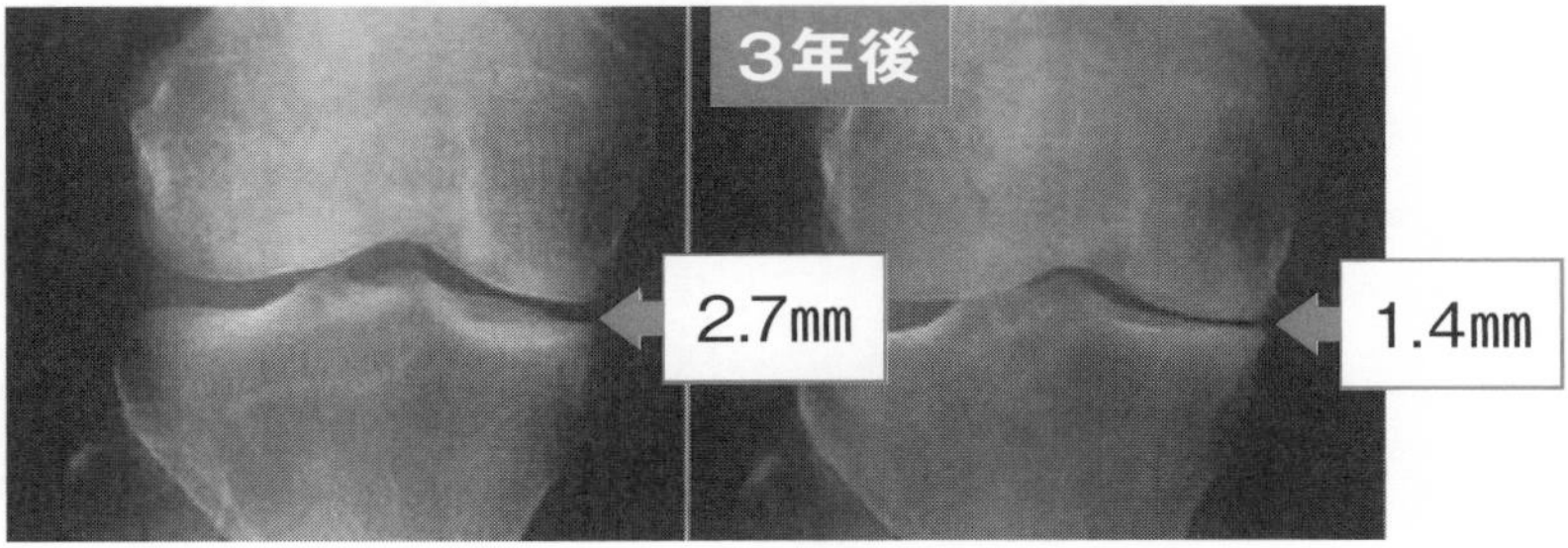

アボカド好き（1日半分ずつ食べ続け） 女性

2.5年後も隙間は同じ。1年平均すり減り:0mm

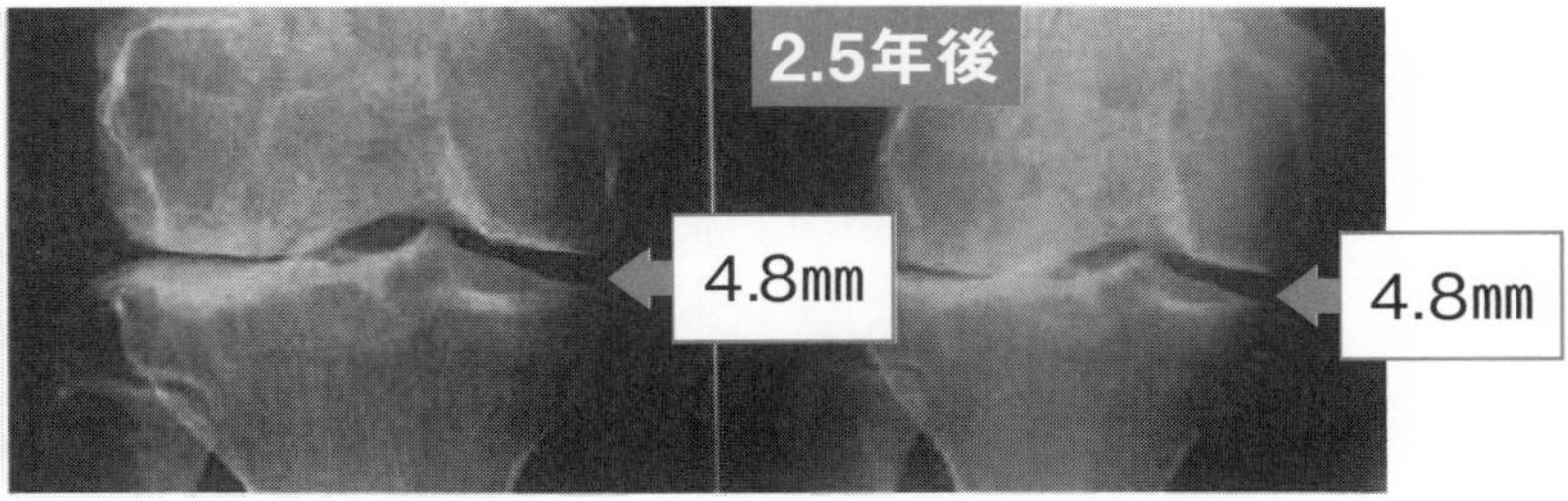

代表的な人のレントゲン写真で説明しましょう。序章（P21）の図と見比べてみると、わかりやすいと思います。

2年以上前にレントゲン写真を撮っていて、すき間を比較できた患者さんは59人。

その59人の中で、週に1度もアボカドを食べない患者さんは43人。その1年平均の軟骨のすり減りは0・36ミリでした。

週に1回以上アボカドを食べていた16人の1年平均の軟骨のすり減りは0・21ミリであり、アボカドを食べない人よりもすり減る速度が明らかに遅いという結果でした。

つまり、**リキーネ先生が報告した、アボカド不けん化物を摂取すると股関節の軟骨のすり減りが少なくなるという現象は、変形性ひざ関節症にも当てはまる**と私は考えています。

アボカドの成分は高額な再生医療の成分と同じ

再生医療という言葉をご存じでしょうか？

自分の体の成分を取り出して研究室で数を増やし、また自分の体に戻すという治療法です。自分の体の成分を使っているので、副作用が少ないという利点があります。

変形性ひざ関節症の患者さんには多血小板血漿（ＰＲＰ）療法という再生医療が効果的です。私の研究では、55人の変形性ひざ関節症の患者さんにＰＲＰ注射を打ったところ、半月板の飛び出しが少ない人ほどＰＲＰがよく効きました（注5・戸田）。

また、25人の変形性ひざ関節症の患者さんにＰＲＰ注射をしたところ、厚生労働省が行う国民健康・栄養調査（注6・厚生労働省）でいうところの「運動習慣あり」の人（1回30分以上で週に2回以上の運動を1年以上続けている人）では「運動習慣なしの人」に比べて効果が優れていました（注7・戸田）。PRPも運動を一緒にしないと効果がないということです。

また、PRPは健康保険の適用がない自費治療（2020年4月現在）のため高額です。PRPの主成分はTGF-β。アボカドの成分と同じです。つまり、PRPよりずっと値段の安いアボカドも、半月板が少し飛び出してひざが痛くなりかけた人が、1回30分以上で週に2回以上の運動を1年以上続けながら食べると、より効果があるということです。

高額な再生医療の注射を病院で受けるよりも、まずはスーパーマーケットで売っているお手頃価格のアボカドを食べながら、無料でできる自宅での運動をしたほうが、よっぽどお得な治療法だと思いますが、いかがでしょうか。

グルコサミンを飲むよりもアボカドを食べよう

グルコサミンは、軟骨の成分「ヒアルロン酸」を構成する2種類の糖のうちのひとつ。ひざ痛などの関節痛の軽減が期待されるとして、サプリメント化されたりしていますよね。

私はグルコサミンがどれくらい効くのかを確かめる研究も行っています（注8・戸田）。変形性ひざ関節症の患者220人に「ひざ痛用サプリメントを飲んだことはありますか？ その効果はどうでしたか？」という質問をしてみました。

以前に飲んだことのある93人と、今も飲んでいる26人を合わせると、一度でもサプリメントを飲んだことのある人は119人。この中で「効果があった」

と答えた人は、たったの5人でした。

私は、グルコサミンは効かないと考えています。

その理由は、**グルコサミンは分子量が大きいため胃や腸で消化されてしまい、そのままの形でひざの軟骨には到達しない**からです。軟骨の成分を食べても軟骨にはならないのです。その点、**アボカドの成分は分子量が小さく、胃や腸で消化されません。そのままの形でひざの軟骨まで到達することがわかっています。**

これはLippiello博士らの研究によってわかったことですが、アボカドに含まれる不けん化物を食べさせたウシの軟骨をクロマトグラフィーで調べたところ、食べさせた成分と同じ不けん化物が軟骨から検出されたそうです（注9・Lippiello）。つまり、アボカドの不けん化物は胃や腸で分解されたり、再編成されたりすることなく、そのままの形でひざの軟骨まで到達するということなのです。

アボカド不けん化物は、そのままひざの軟骨に届く

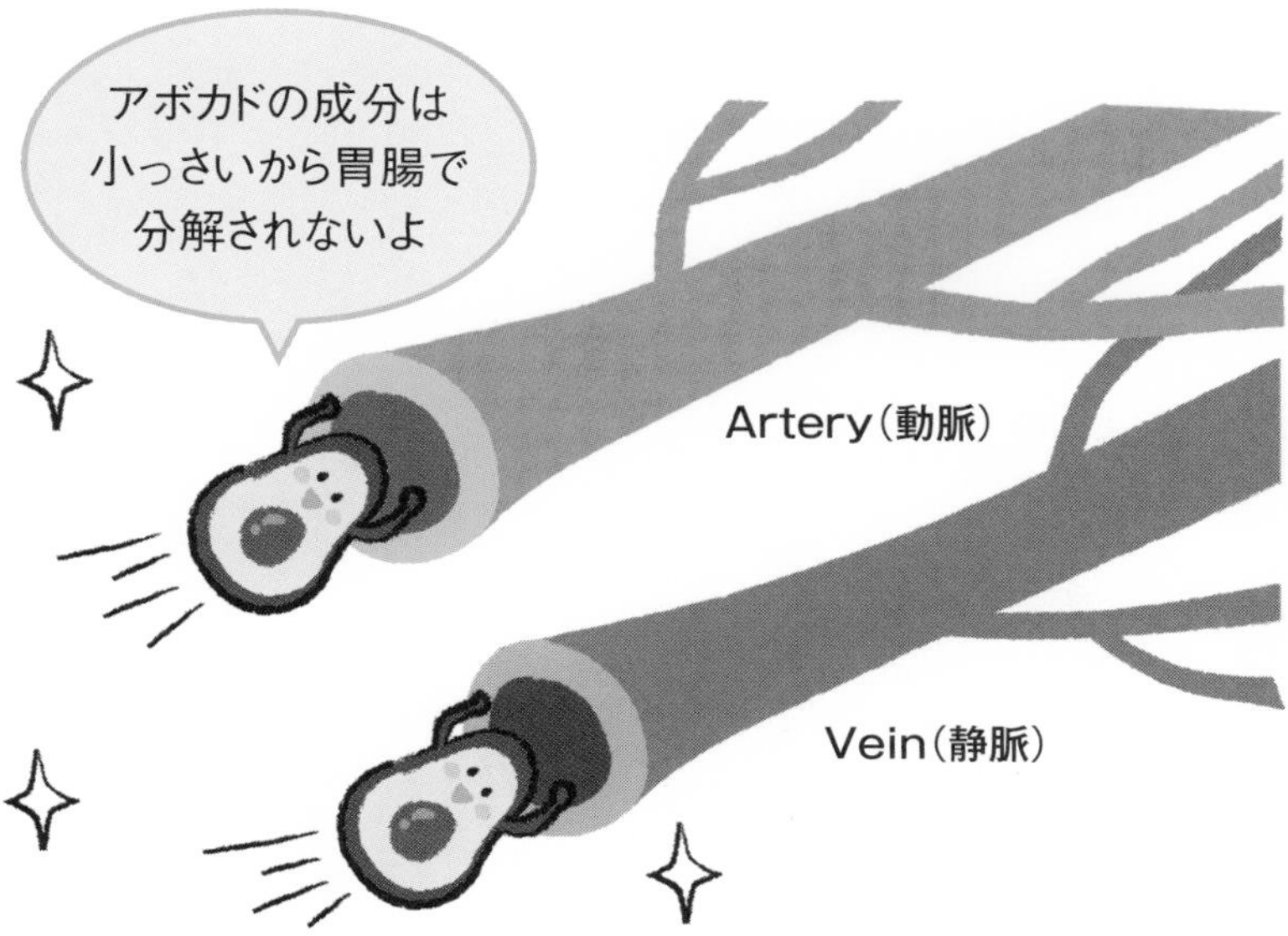

アボカド不けん化物は分子量が小さいため胃腸で分解されず、そのまま軟骨に到達。

アボカドだけじゃない！
不けん化物は大豆食品にも含まれる

不けん化物（不鹸化物）は、**「一部の油脂に多く含まれ、アルカリ性物質と混ぜても石鹸のように泡立たない、つまりアルカリで溶けない物質」のことです**。油脂全体のなかでもたった0・5％しか含まれていません。

不けん化物の代表的なものが、アボカドに含まれるステロールです。じつはこのステロール、**アボカドだけでなく、大豆にも豊富なのです**。

サプリメントもありますが、あまりおすすめできません。ある研究では、平均年齢24歳の健康な女性の月経周期が平均4・8日も長くなっています（注10・小原）。月経不順のリスクもあるので、**特に女性はサプリメントで急に大量の大豆の栄養エキスを摂るよりも、食品で摂ってください**。

大豆に含まれる栄養成分

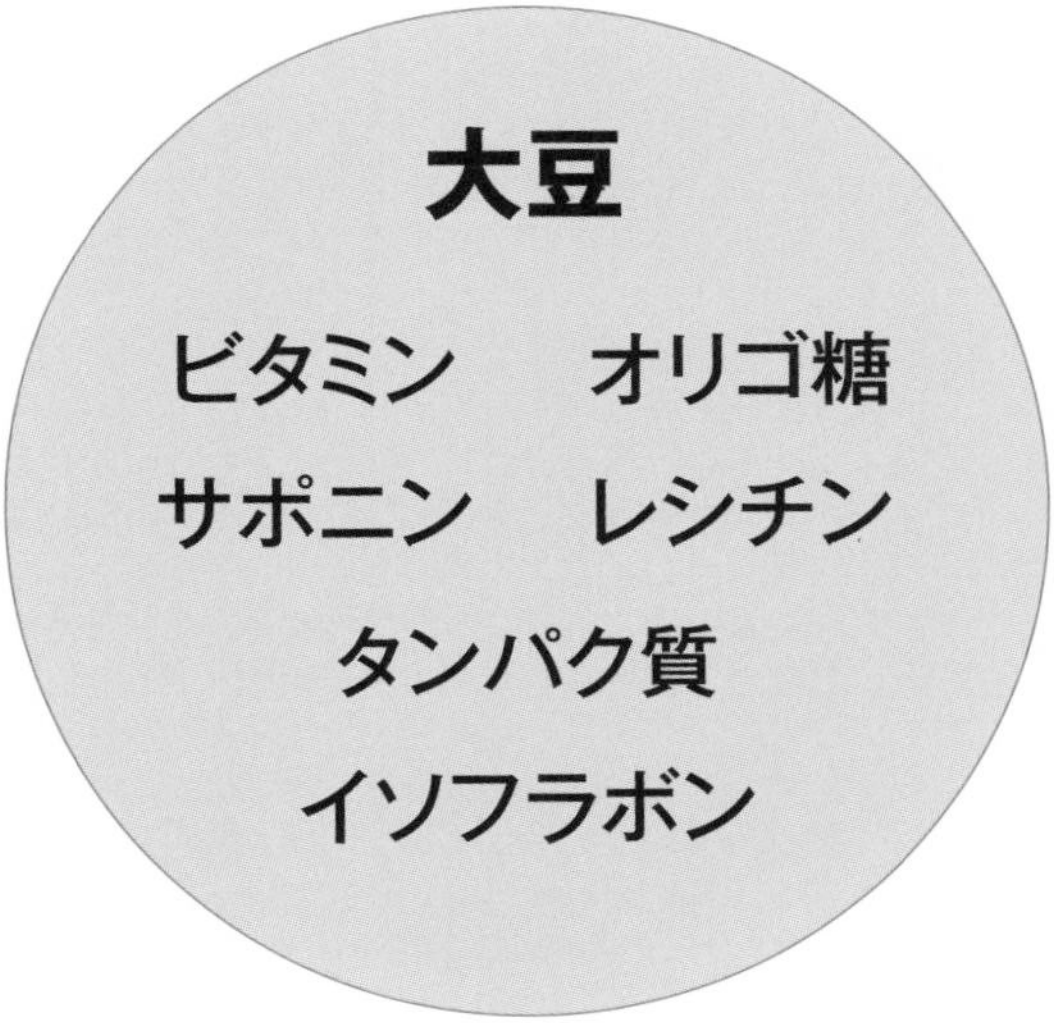
大豆
ビタミン
オリゴ糖
サポニン
レシチン
タンパク質
イソフラボン

タンパク質	35%	糖質	11%
脂質	19%	水分	13%
食物繊維	17%	その他	5%

出典:日本食品標準成分表2015年版（七訂）

女性ホルモンが減少するとひざ痛の症状が出やすくなる

ひざ痛の症状が出始めるのは50歳以上の女性が多く、閉経に向かって女性ホルモン（エストロゲン）の分泌が減ってくる時期と重なります。したがって、**閉経に伴うエストロンの減少がひざの痛みの発生および進行に関連していると考えられます**（注11・真柴）。

お肌（皮膚）の張りなどに重要な働きをしていることで知られる**コラーゲンは、骨にも多く含まれています**。この骨のコラーゲン量を増やしてくれるのがエストロゲン。**エストロゲンの分泌が減るころから、関節を支えている骨（軟骨下骨）が弱くなってきます**。そのため、**軟骨にかかる負担が増え、軟骨がすり減りやすくなってしまうのです**。

女性ホルモンが減ってきたら大豆イソフラボンを摂ろう

閉経期の女性は、女性ホルモン（エストロゲン）の分泌低下によって、骨からカルシウムが速く失われるようになるため、骨粗鬆症《こつそしょうしょう》になっていきます。また閉経後は、骨にカルシウムを沈着させる能力も鈍くなります。

そんな時期には、**大豆に含まれるイソフラボンを摂りましょう。イソフラボンは、女性ホルモンと構造が似ているため、女性ホルモンの代替成分ともいえます。**実際、骨粗鬆症を起こしたマウスに大豆イソフラボンを与えると、骨が弱くなるのを防ぐことがわかりました（注12・石見）。また、女性ホルモンの分泌が減ってくることによって起こる更年期障害の様々な症状を大豆イソフラボンが解消してくれることもわかっています（注13・廣瀬）。

アボカド＋大豆がひざ痛には最強の組み合わせ

もし本書を手にしている方が中高年の女性で、食事をつくる立場であるならば、ご自身のためにも、そしてご家族のためにも、ぜひアボカドと大豆を献立に組み込んでみてください。この組み合わせは私もおすすめします。

「医食同源」という言葉をご存じでしょうか。病気を治療することも食べることも、もともと根源は同じということ。すなわち毎日の食生活も医療に通じるということです。「医」で治療するのは資格を持った医療関係者の仕事ですが、「食」で治療するのに資格は要りません。

アボカドと大豆の不けん化物はひざや股関節の軟骨の傷を修復し、大豆の中の女性ホルモンに似たイソフラボンは更年期障害と骨粗鬆症を予防するのに役に立ちます。

また、アボカドや大豆に含まれるステロール（不けん化物）は、ご主人の血中コレステロールを下げるのにも有効ですし、大豆に含まれる良質のタンパク質は成長期のお子さまの体づくりの原料となります。

さらに、アボカドに含まれるカロテンはお肌の老化を防ぎ、アボカドの食物繊維は便秘を防ぐので中高年のみなさまの健康保持にも有効です。

副作用に関しては、**1日に大量の大豆を食べない限り、食事からイソフラボンを取り過ぎて思春期のお嬢さんが月経不順になったりしませんし、アボカドも1日半分ずつならば肥満のもとにもなりません**。

では、どれくらいの量を食べればいいのでしょうか。私がおすすめするのは1日半分です。2日に1個がストレスにもならず、ちょうどいい量と考えます。

骨をつくるビタミンKが豊富な「納豆」「小松菜」「ほうれん草」を食べよう

ビタミン類のなかでも**骨と深い関係にあるのがビタミンK**です。

ある日本の研究では、ビタミンKをたくさん摂っている人たちは、あまり摂らない人たちに比べて、変形性ひざ関節症が重症になっていた人の割合が少なかったと報告されています（注14・Oka）。

ビタミンKは、**カルシウムを骨にくっつける作用のあるタンパク質（オステオカルシン）の合成に不可欠なのです**。

基本的にビタミンKは、K_1とK_2に分かれます。K_1が「小松菜」「ほうれん草」などの緑色野菜から摂取されるのに対し、K_2は腸内細菌によって合成されるか、あるいは「納豆」などの食品から摂取されます。

ビタミンKを摂るならまずは「納豆」がおすすめ

私がここで**最もおすすめしたいのは「納豆」**です。手軽に入手できてコスパに優れているだけでなく、ビタミンKの含有量が極めて高いからです。なにしろ、**1パック（40g）の中にビタミンKが240μgも含まれており（挽き割り納豆だと、さらに増えます）**、少量でたくさんのビタミンKが摂取できます。

実際、ビタミンK不足（主として納豆嫌い）の高齢女性が多い関西、四国、九州、沖縄地方では、関東や東北地方に比べて大腿骨頸部骨折の発生率が高いことが報告されています（注15・Yaegashi）。

しかも、納豆の原料は大豆。不けん化物とイソフラボンを含みます。

納豆が苦手な人は「小松菜」や「ほうれん草」でもOK！

納豆の効果は理解できても、どうしても食べられないという人も多いでしょう。本当は、なんとか工夫して食事に採り入れたいところですが、こればかりは仕方ありません。

納豆が嫌いという人には、「小松菜」や「ほうれん草」をおすすめします。いずれも納豆ほどではないにせよ、ビタミンKが豊富に含まれている（K_1とK_2の違いはありますが）緑色野菜です。

ほうれん草を推すのにはもうひとつ理由があります。**ほうれん草に含まれる鉄分には、痛みをやわらげる作用がある**とも報告されているからです（注16・木村）。

ビタミンKを多く含む食材（食品100gあたりの含有量 単位μg）

挽き割り納豆	930	つまみ菜（生）	270
パセリ	850	ほうれん草（生）	270
しそ	690	からし菜漬け	270
モロヘイヤ	640	かぶのぬか漬（葉）	260
納豆	600	しゅんぎく（生）	250
あしたば（生）	500	菜の花	250
しゅんぎく（ゆで）	460	糸みつば	250
バジル	440	たかな漬	220
かぶ（葉）	370	ケール	210
おかひじき	360	かいわれだいこん	200
つるむらさき	350	クレソン	190
大根（葉）	340	しその実	190
よもぎ	340	にら（生）	180
小松菜（ゆで）	320	わけぎ	170
ほうれん草（ゆで）	320	サニーレタス	160
昆布のつくだ煮	310	せり（ゆで）	160

※文部科学省「日本食品標準成分表2015年版（七訂）」をもとに作成

カルノシンを含む「鶏の胸肉」で筋肉の持久力を高めよう

次におすすめするのは**「鶏の胸肉」**です。

筋肉をつくるのに欠かせないタンパク質が豊富で脂肪が少ないだけでなく、**「カルノシン」という成分が多く含まれている**からです。

マウスを長時間泳がせた後、カルノシンを与えた場合と与えなかった場合を比較した研究があります。それによると、カルノシンを与えたマウスは疲労が回復。再び長い時間泳ぐことができたそうです（注17・原田ほか）。

第3章で詳述しますが、ひざを守るためには筋トレ（チョイひざトレ）が欠かせません。**カルノシンには筋肉の持久力を高め、疲労を回復させる作用**があり、「鶏の胸肉」は筋トレに持ってこいの食材なのです。

カルノシンは筋肉の疲労を回復させる

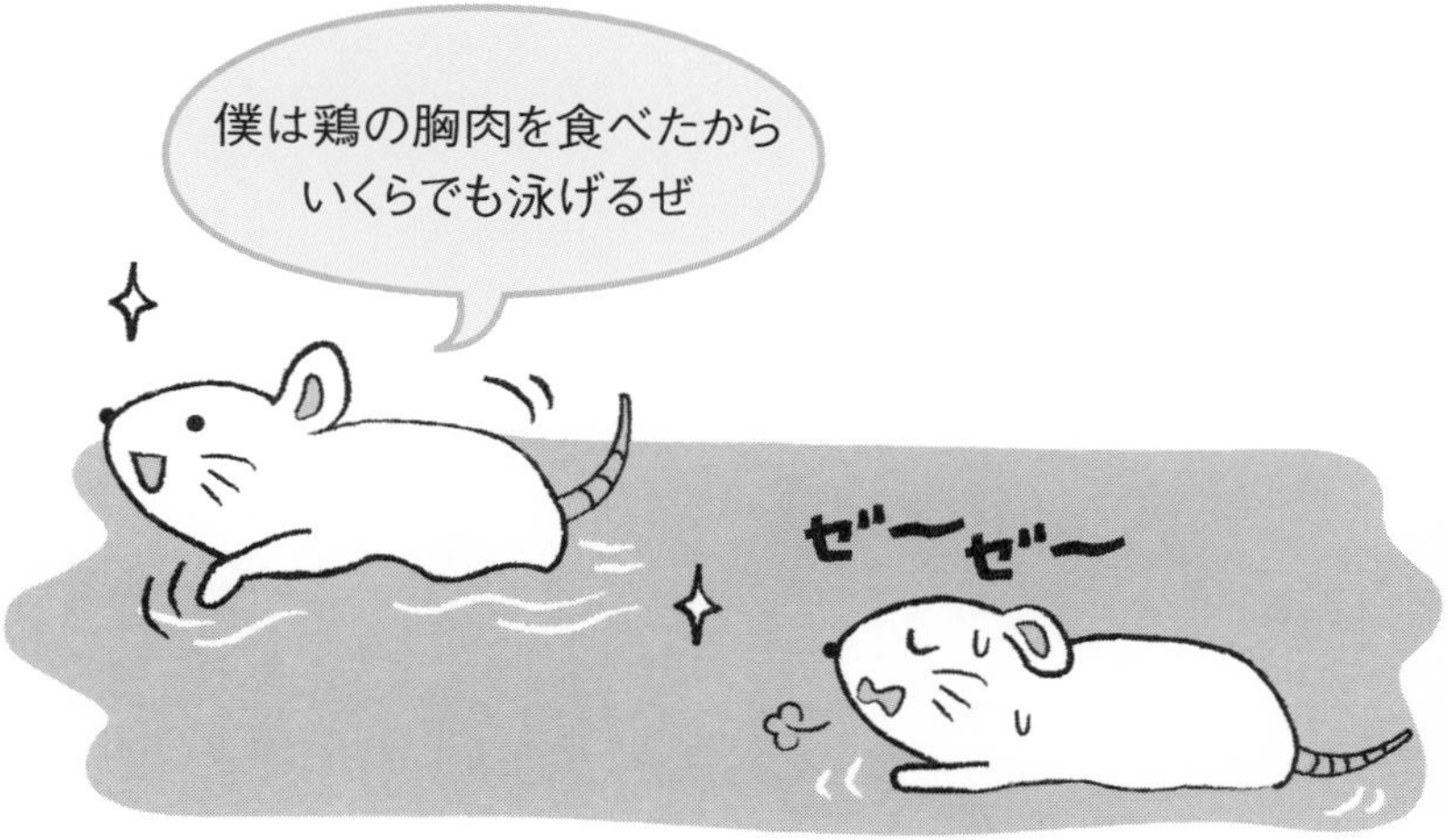
僕は鶏の胸肉を食べたから
いくらでも泳げるぜ
ゼ〜ゼ〜

カルノシンを与えたマウスは疲労が回復し、再び長い時間泳ぐことができた。

「鶏の胸肉」はタンパク質をつくるオートファジーを活性化する

「オートファジー」というのは、**細胞の中にできた不要なタンパク質を自分自身で消化し、必要なタンパク質をつくるためにリサイクルする作用のこと**。

このオートファジー、実はひざの中でも働いています。たとえば、ひざの関節の中にたまった軟骨のカス。**オートファジーによって処理され、きれいに掃除されているのです**。したがって、**オートファジーが弱くなると、ひざにも悪影響が出てきます**。さらに、**アルツハイマー病やがんのリスクが高まる**ともいわれています（注18・Mizushima）。

鶏の胸肉に多く含まれるカルノシンには、この**オートファジーを活性化させる働き**もあるといわれています。

カルノシンの5つの効果

① 筋肉の持久力を高める

カルノシンは渡り鳥の翼の付け根にも豊富に含まれ、長時間運動し続けるために欠かせない成分。活性酸素の発生を抑えるため疲れにくくなり、持久力の向上効果がある。

② オートファジーを活性化させる

細胞の中にできた不要なタンパク質を自分自身で消化し、必要なタンパク質をつくるためにリサイクルする「オートファジー」という作用を活性化させる。

③ 疲労回復

筋肉内にたまった乳酸によって酸性に傾いた環境を中和し、疲労感を軽減する。

④ アンチエイジング

過剰に発生した活性酸素は細胞の中の遺伝子を傷つけ、老化を促進する。活性酸素の発生を抑えるためアンチエイジング効果がある。

⑤ 生活習慣病を予防する

細胞を正常に再生させ、体の機能を高める作用があるため、高血圧や動脈硬化、糖尿病などの生活習慣病を予防する効果がある。

ブロッコリーには血管を強くする「スルフォラファン」が豊富

最後におすすめするのが「ブロッコリー」です。

ブロッコリーには、**病的な血管がつくられるのを防いでくれる成分「スルフォラファン」が豊富に含まれている**からです。

年をとると、血管壁が薄くてもろい微小な血管が、体の中にたくさんできます。これを医学的には「病的血管の新生」といいます。

この病的血管の新生は、変形性ひざ関節症の患者さんにも悪影響を及ぼします。血液の中の炎症を起こす物質が病的血管の薄い壁から漏れ出し、炎症を強めてしまうからです（注19・松原）。

この病的血管の新生を防いでくれるのがスルフォラファンなのです。

スルフォラファンはアブラナ科の野菜からも摂れる

スルフォラファンは病的血管の新生を防いでくれるだけでなく、解毒作用（がん予防）や抗酸化作用なども認められています。体内に取り込まれた発がん物質を無毒化し体外に排出する解毒酵素を活性化してくれるうえに、抗酸化酵素の生成も活性化してくれます。

ほかにも肝機能の改善や糖尿病の改善、肥満の改善にも効果が認められるなど続々と報告が入っています。

このスルフォラファンを豊富に含むのが「アブラナ科の野菜」です。**ブロッコリーを筆頭に白菜、大根、キャベツ、カリフラワー、ケール、菜の花、芽キャベツなどのことです。**

スルフォラファンがもっとも豊富なブロッコリースプラウト

成熟したブロッコリーでも十分なのですが、スルフォラファンをもっと豊富に含んでいる食材があります。

それが**ブロッコリーの新芽（ブロッコリースプラウト）**です。

品種にもよりますが、発芽3日目の新芽状態が最適とされ、スルフォラファンの含有量は成熟したブロッコリーの約7倍、品種によっては20倍にもなるといわれています。

しかし、ブロッコリースプラウトは地域によってはまだまだ入手困難だったりします。そのため、入手しやすい成熟したブロッコリーをおすすめします。

スルフォラファンを多く含む食材一覧

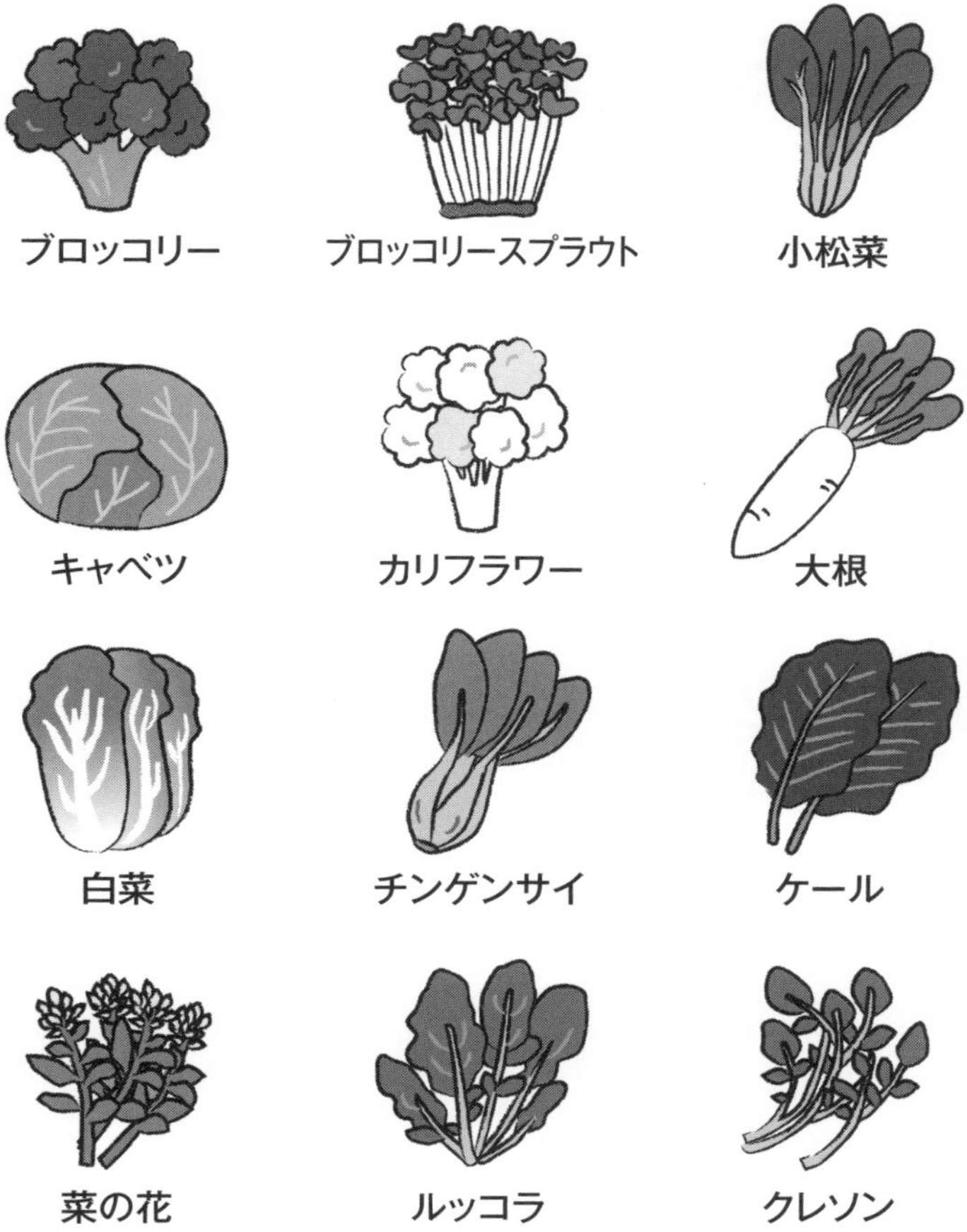
ブロッコリー
ブロッコリースプラウト
小松菜
キャベツ
カリフラワー
大根
白菜
チンゲンサイ
ケール
菜の花
ルッコラ
クレソン

アブラナ科の野菜に多く含まれるスルフォラファンは「病的血管の新生」を防ぐので、ひざ痛の改善が期待できる。解毒作用や抗酸化作用もあるので、がん予防や肝機能改善、新陳代謝向上、ピロリ菌の殺菌効果も認められている。

ひざの痛い人は「納豆」「鶏肉」「ほうれん草」が苦手だった

私の研究でショッキングな結果が出ています。

ひざが痛む患者さんでは、同年代のひざが痛くない人に比べて、鶏肉の嫌いな人の割合が明らかに多かったのです（注3・戸田）。

鶏肉だけではありません。納豆もほうれん草も不人気でした。

やはりひざが痛む人たちは「納豆」「鶏肉」「ほうれん草」などひざにいい食材を避ける傾向があるように思われます。

ひざの痛みの予防・改善のためにも調理法を工夫するなどして、こうした食材を普段の食事に採り入れるよう心がけてください。

「嫌いな食べ物は何ですか？」ランキング

1位　嫌いなものはない（56人）

ひざが痛む人の中で
26.9%
ひざが痛くない人の中で
28.6%

2位　納豆（14人）

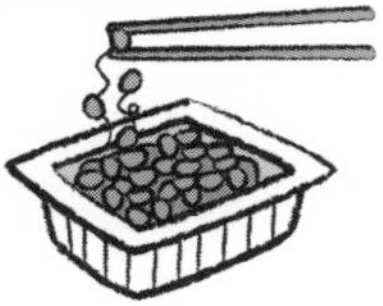

ひざが痛む人の中で4.8%
ひざが痛くない人の中で9.2%

3位　緑黄色野菜（13人）

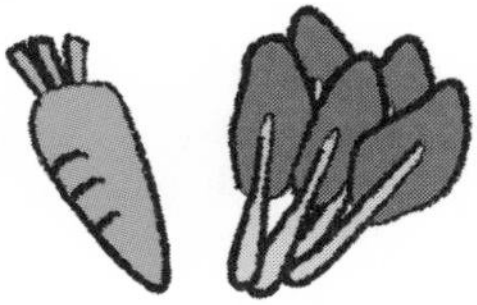

ひざが痛む人の中で8.6%
ひざが痛くない人の中で4.1%

3位 同率　青魚（13人）

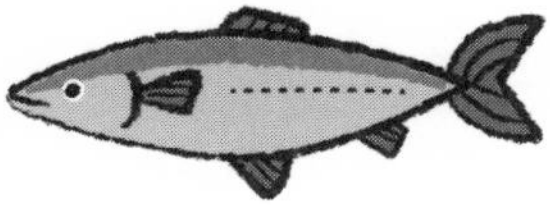

ひざが痛む人の中で7.7%
ひざが痛くない人の中で5.1%

5位　鶏肉（12人）

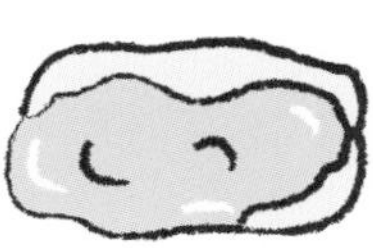

ひざが痛む人の中で9.6%
ひざが痛くない人の中で2.0%

6位　レバー（11人）

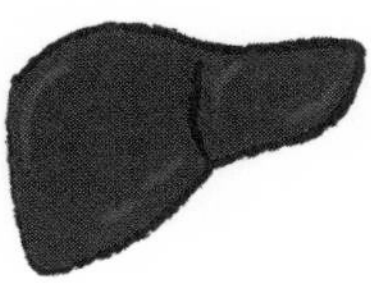

ひざが痛む人の中で3.8%
ひざが痛くない人の中で7.1%

第1章まとめ

1 アボカドに含まれるTGF-βが変形性ひざ関節症ですり減った軟骨を修復してくれる。

2 アボカドの成分によるCOX-2合成阻害作用は即効的に痛みをやわらげる効果がある。

3 ひざにいい食材①骨をつくるビタミンKが豊富な「納豆」「小松菜」「ほうれん草」。

4 ひざにいい食材②筋肉の持久力を高め、疲労回復を促進するカルノシンを含む「鶏の胸肉」。

5 ひざにいい食材③病的血管の新生を防ぐ「ブロッコリー」(または「ブロッコリースプラウト」)。

第2章

アボカド1日半分 実践編

毎日半分のアボカドを、
飽きずにおいしく食べるためにひと工夫。
食べ頃のアボカドの選び方や切り方、保存方法、
すぐに食べられる、簡単レシピを紹介します。

食べ頃アボカドの見分け方、選び方

ここではひと目でわかる食べ頃のアボカドの選び方を紹介します。

1．丸くて重いものを選ぶ

アボカドは丸く、コロンとしたものがベスト。黒くつややかでハリのあるものを選びます。皮が黒いものは食べ頃を過ぎている場合も。触ってみて、指が沈むほどやわらかければ熟しすぎ。

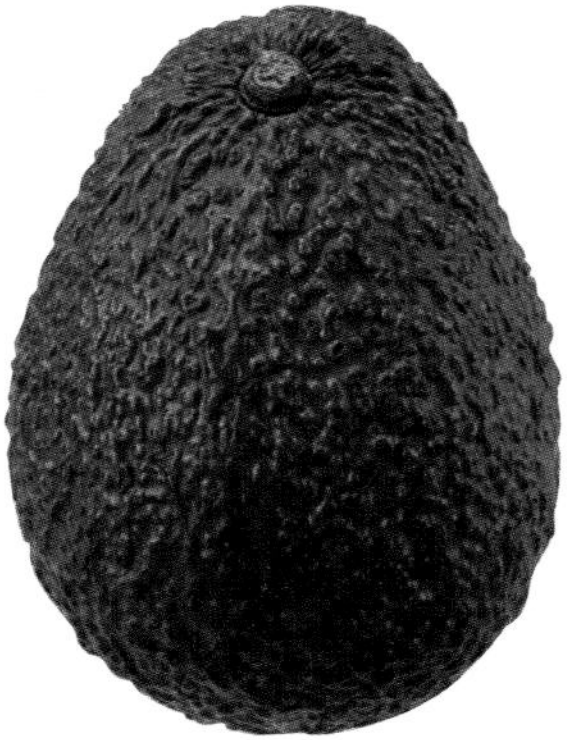

2．ヘタに注目！

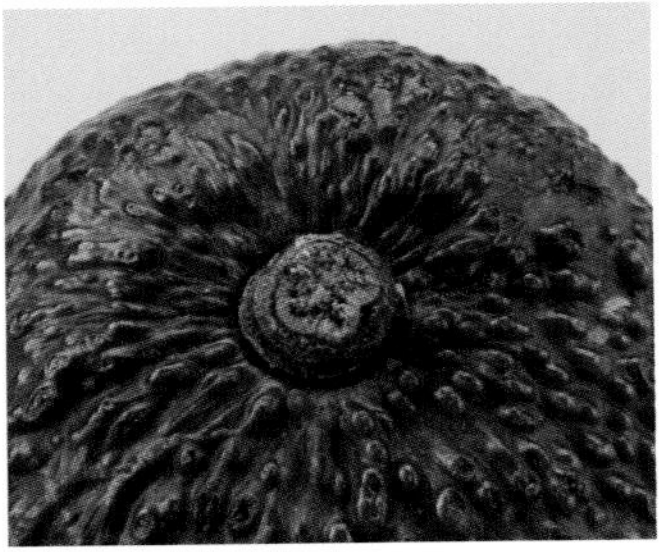

アボカドの皮に適度のハリと弾力を感じたら、次に見るところはヘタ。ヘタと皮の間に1ミリほどのすき間ができていて、少しだけヘタが浮いている状態が食べ頃。

3．切り口ねっとりがおいしいサイン

アボカドを切ったとき、切り口がねっとりしていると熟し加減が最適でおいしい証拠。種が簡単に外れ、実をスプーンですくって食べることも。

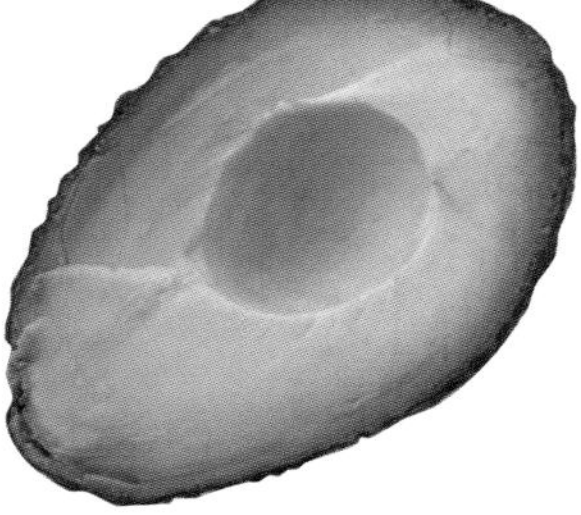

アボカドは 追熟が必要な果物です

未熟なアボカドは室温20～25℃で1～2日程度置けば黒く熟します。

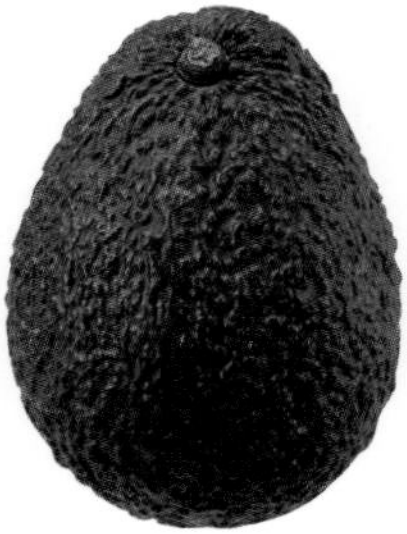

ツヤのある黒色 熟して食べ頃

皮が黒くなり、弾力性が出てきたら食べ頃。黒くなったら進行が早いので、追熟を遅らせるために冷蔵庫の野菜室で保存を。

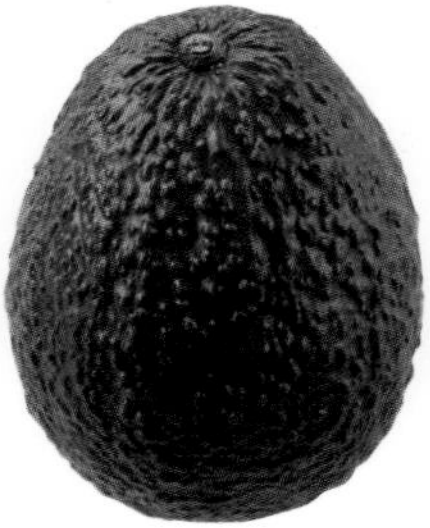

未熟な緑色 まだ熟していない

皮が緑色でツヤがあり、触ったら硬くてゴツゴツしているものは未熟で食べ頃ではありません。家でゆっくり追熟させましょう。

アボカドの追熟方法

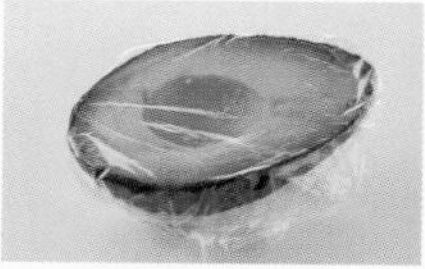

電子レンジで加熱する

半分に切って種を取り、ラップで包み600Wの電子レンジで約1分加熱すればやわらかくなります。

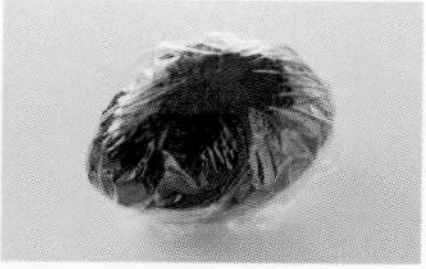

ラップをして冷蔵保存

切ってしまった場合は、切り口が空気に触れないようくっ付けてラップで包み、冷蔵庫の野菜室で追熟させます。

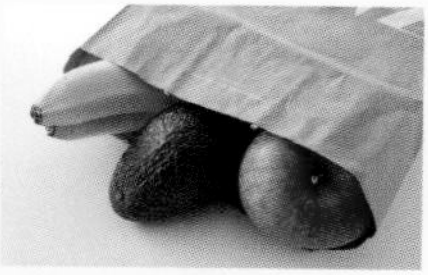

紙袋に入れて常温で放置

リンゴやバナナと一緒に紙袋に入れるのがおすすめ。果物が出すエチレンガスが熟成を手伝ってくれます。

栄養素を無駄にしない
賢い切り方、むき方

アボカドの中心には大きな種があるので、
皮をむく前に縦半分に切ってから種を取り除きます。

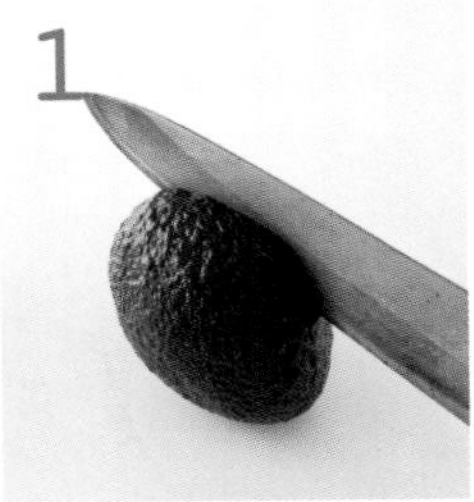

縦半分に包丁を刺し、種に当たったら、そのままぐるりと切れ目がつながるように1周させます。

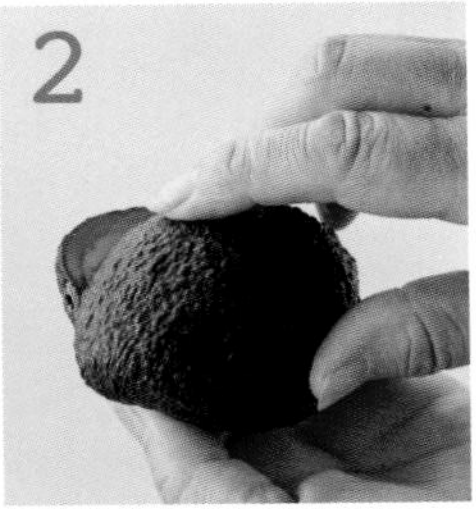

切れ目を入れた部分を横にして、両面を両手で持ち、種を基点にして軽くひねります。

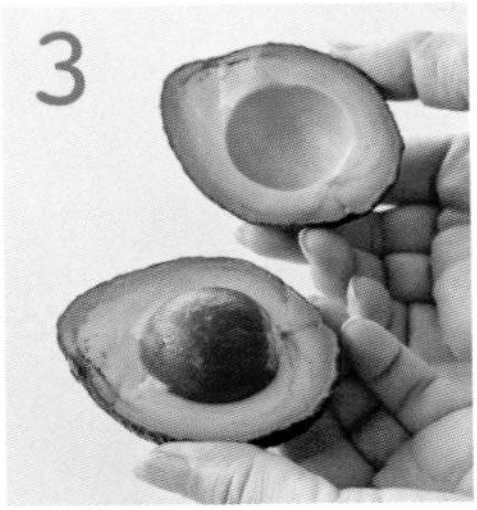

アボカドの両面をそっと引っ張り、引き離すように半分に割ります。

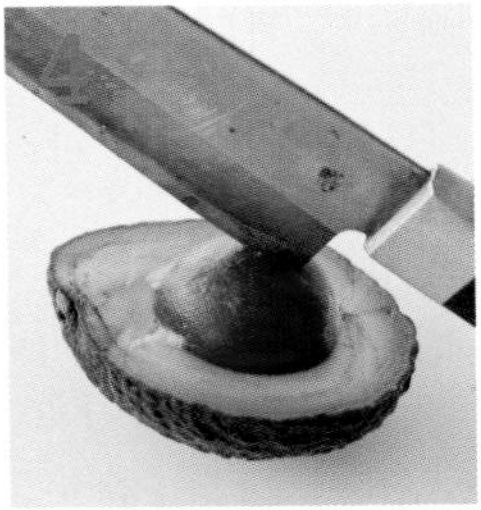

包丁の根元を種に刺します。種は硬いので勢いよく刺すとよいですが、手を切らないように注意が必要です。

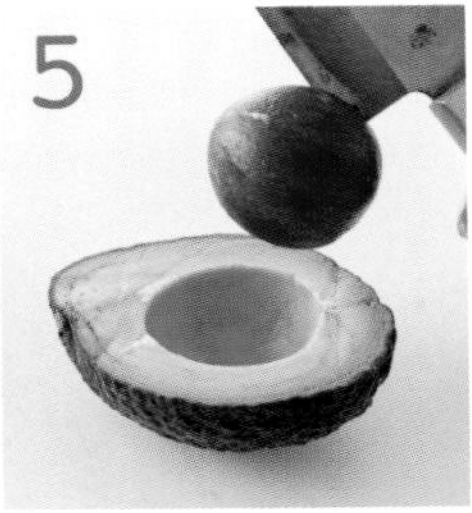

包丁を少しひねり、種を持ち上げます。こうすることで簡単に種が取れます。

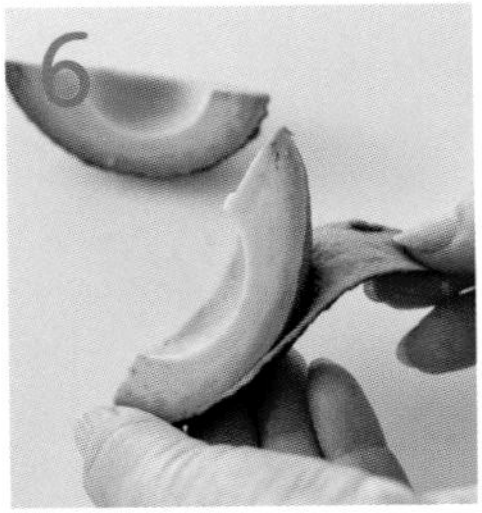

皮付きのまま切り分け、食べるときに皮をむきます。そうすることで変色する部分を少なくします。

切り方アレンジ

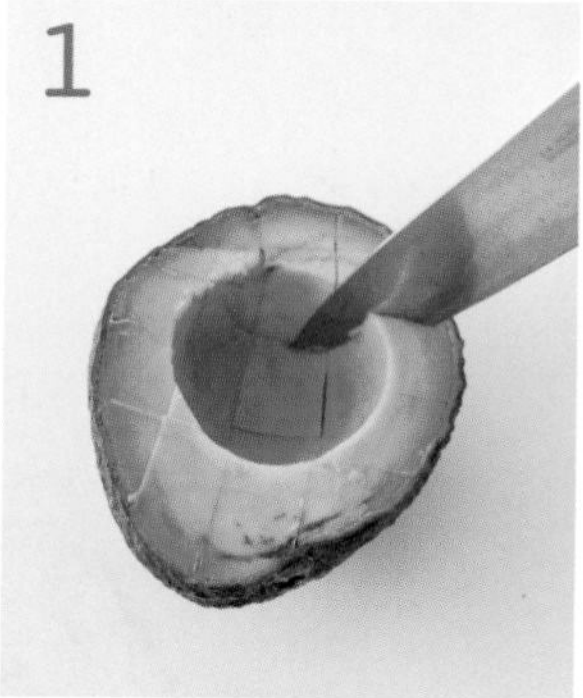

1

皮付きのまま、まな板の上に置き、包丁またはナイフを皮まで切らないよう格子状に入れます。

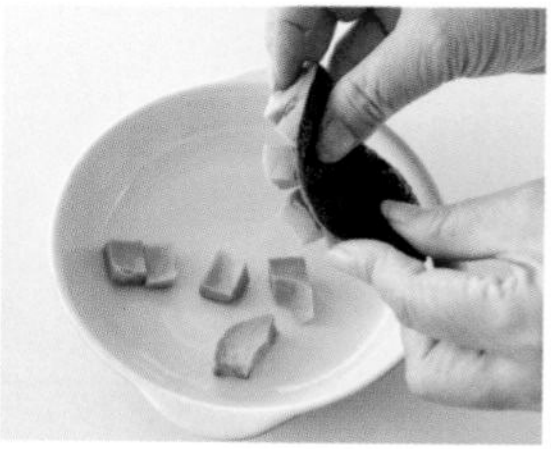

2

皮の底部分に指を当て、クルッと裏返すように押し出せば、実が外れます。

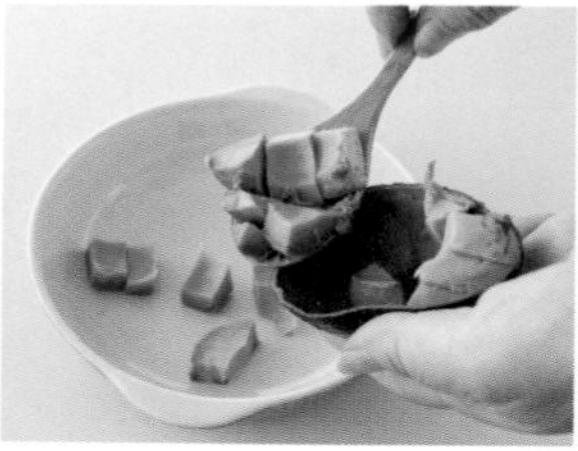

3

2が難しい場合は、スプーンでくり抜きます。

切ったアボカドの保存方法

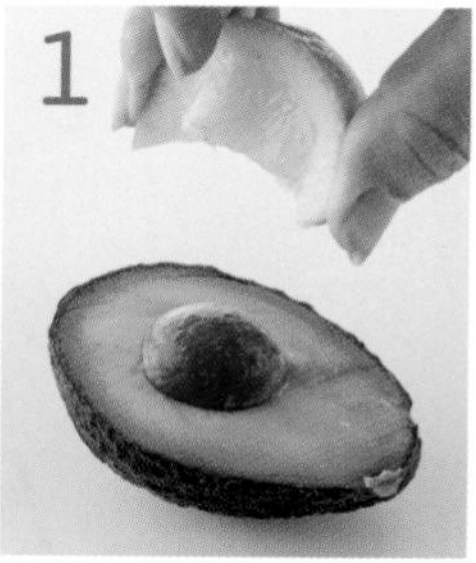

1

半分食べて残りを取っておく場合は、変色を防ぐため種を付けたまま表面にレモン汁をふります。

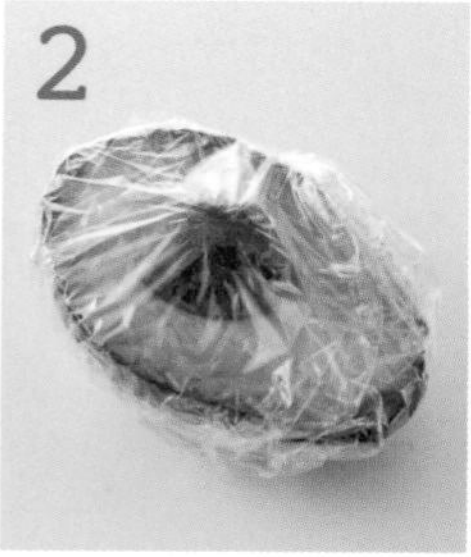

2

ラップで包んで冷蔵庫で保存。この場合は24時間以内に食べることをおすすめします。

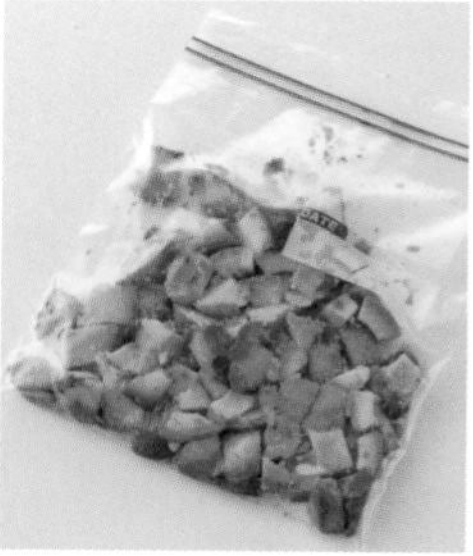

冷凍する場合は、さいの目状に切ったアボカドを、密封袋に入れ、薄く平らにして冷凍庫へ。1ヶ月以内に使い切りましょう。

アボカド簡単レシピ

毎日食べても飽きない、簡単レシピを紹介します。

ひと工夫 むかずにすくって食べるだけ

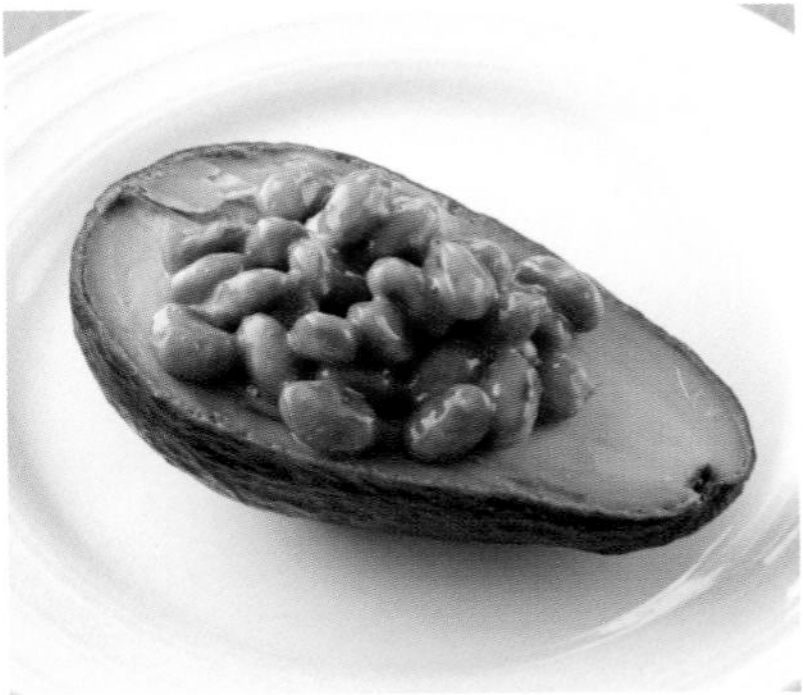

アボカドと大豆の最強コンビ！

アボカドの納豆のせ

材料（1人分）

アボカド …… 1/2個
醤油 …… 小さじ1/2
納豆 …… 1パック

作り方

1 アボカドの種を取る。
2 種のあったところに、醤油を入れてよく練った納豆を入れる。

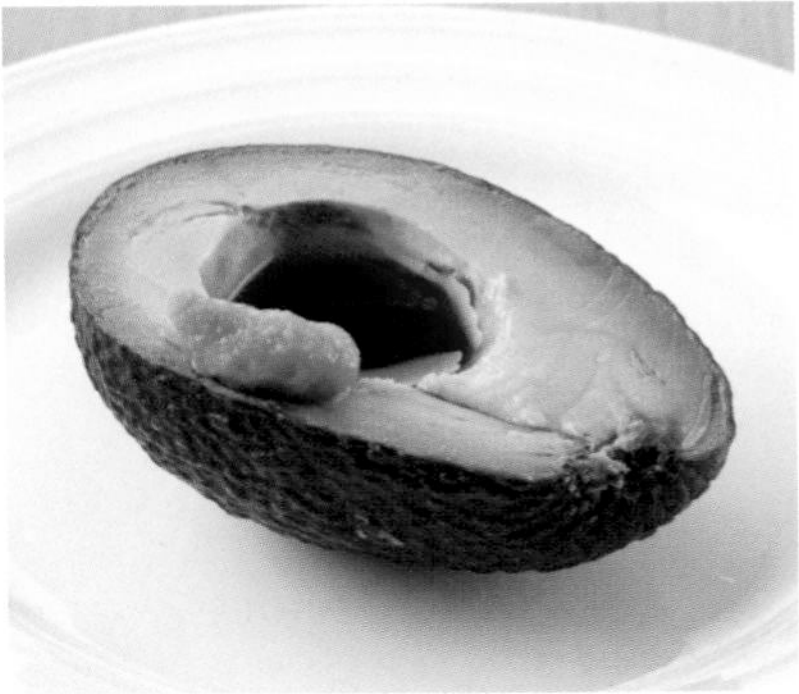

何もないときの一品に

アボカドのわさび醤油かけ

材料（1人分）

アボカド …… 1/2個
わさび…… 小さじ1/4（量はお好みで調節）
醤油 …… 小さじ1/2

作り方

1 アボカドの種を取る。
2 種のあったところに醤油を入れ、わさびを添える。

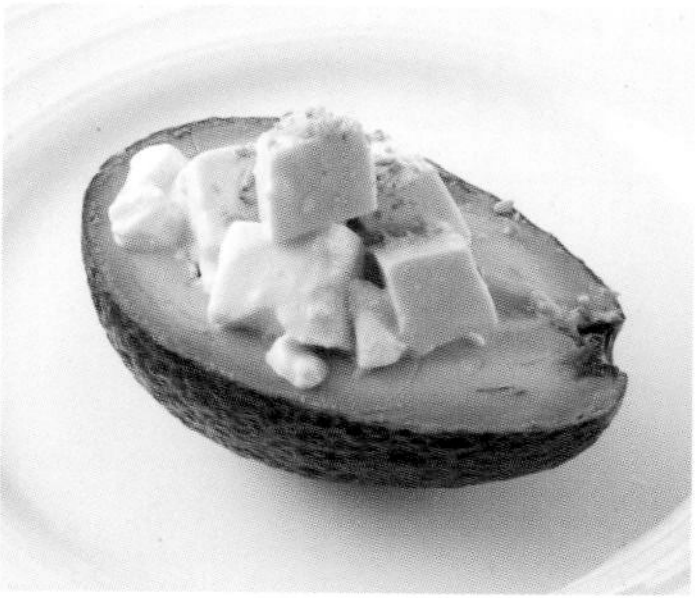

豆腐とアボカドで効果アップ

豆腐サラダ

材料（1人分）

アボカド …… 1/2個
絹豆腐 …… 50g（食べやすい大きさに切る）
塩 …… 少々　すりごま …… 少々

作り方

1 アボカドの種を取る。
2 種のあったところに豆腐を入れ、塩とすりごまをふる。

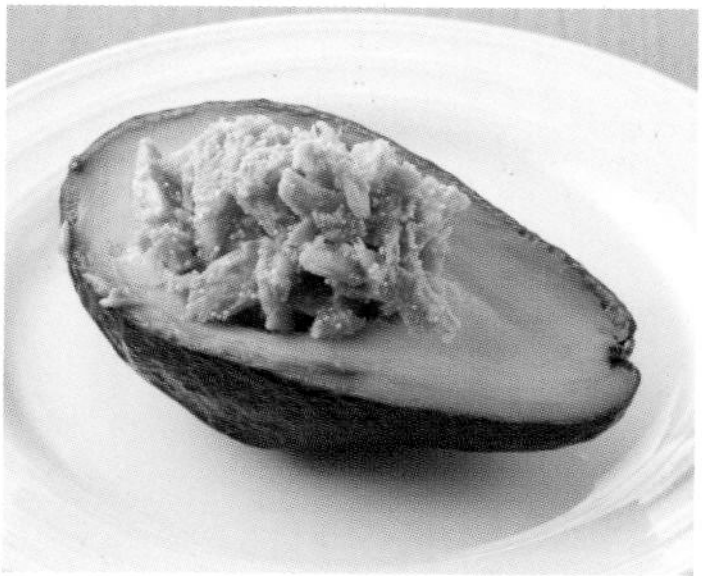

ピリッとした明太子と相性抜群

明太ツナサラダ

材料（1人分）

アボカド …… 1/2個　ツナ …… 30g
明太子 …… 小さじ1

作り方

1 アボカドの種を取る。
2 ボウルにツナと明太子を入れて和える。
3 1の種のあったところに2を入れる。

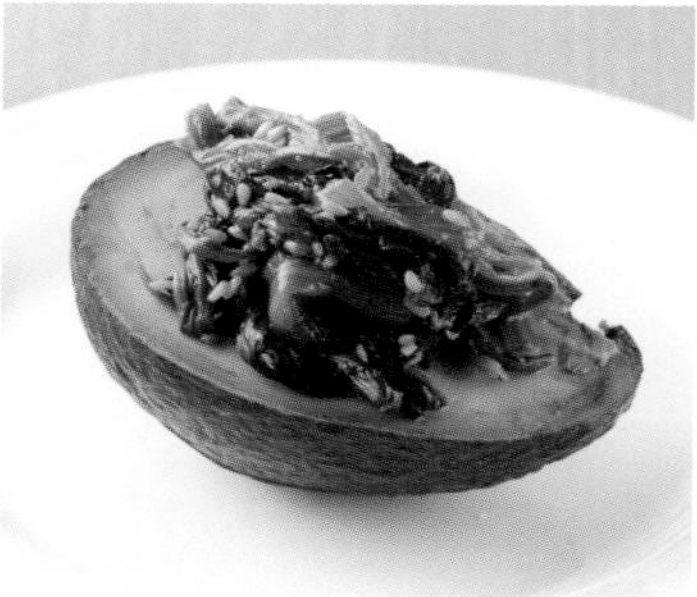

ごまの香りがアボカドを引き立てる

アボカドのほうれん草のごま和えのせ

材料（1人分）

アボカド …… 1/2個
ほうれん草 …… 50g（茹でる）
醤油 …… 小さじ1/3　炒りごま …… 小さじ1/3

作り方

1 アボカドの種を取る。
2 ボウルにほうれん草、醤油、炒りごまを入れて和える。
3 1の種のあったところに2を入れる。

入れるだけ！ 飲むアボカド スムージーやスープにプラス

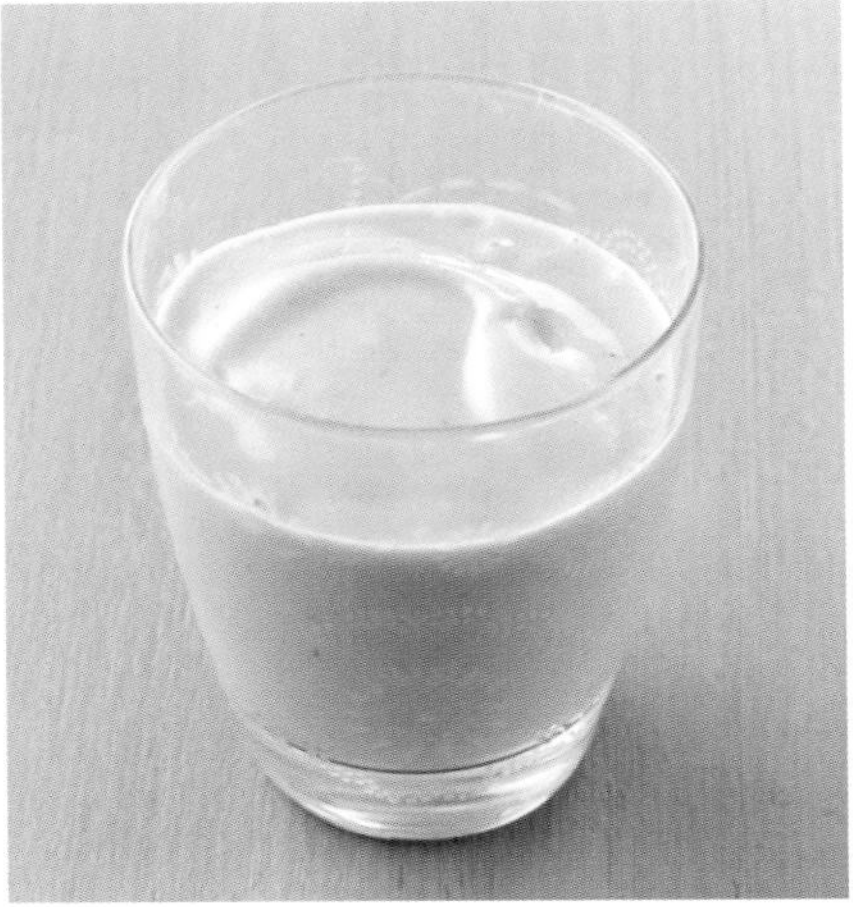

タンパク質たっぷり

アボカドバナナスムージー

材料（1人分）
アボカド …… 1/2個
バナナ …… 1/2本
豆乳 …… 300ml
はちみつ …… 大さじ1

作り方

1 アボカドは種と皮を取り除き、乱切りにする。

2 ミキサーに1、バナナ、豆乳、はちみつを入れて撹拌する。

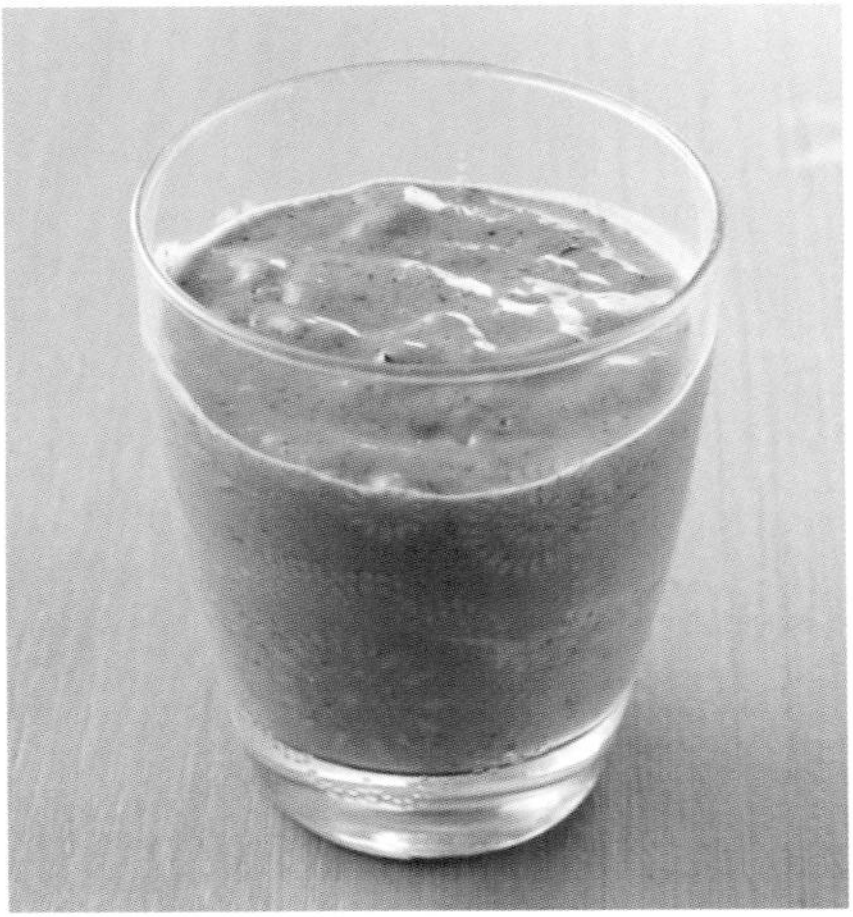

ベリーの酸味がポイント

アボカドベリースムージー

材料（1人分）
アボカド…… 1/2個
ミックスベリー（冷凍）…… 100g
豆乳 …… 300ml
はちみつ …… 大さじ1

作り方

1 アボカドは種と皮を取り除き、乱切りにする。

2 ミキサーに1、ミックスベリー、豆乳、はちみつを入れて撹拌する。

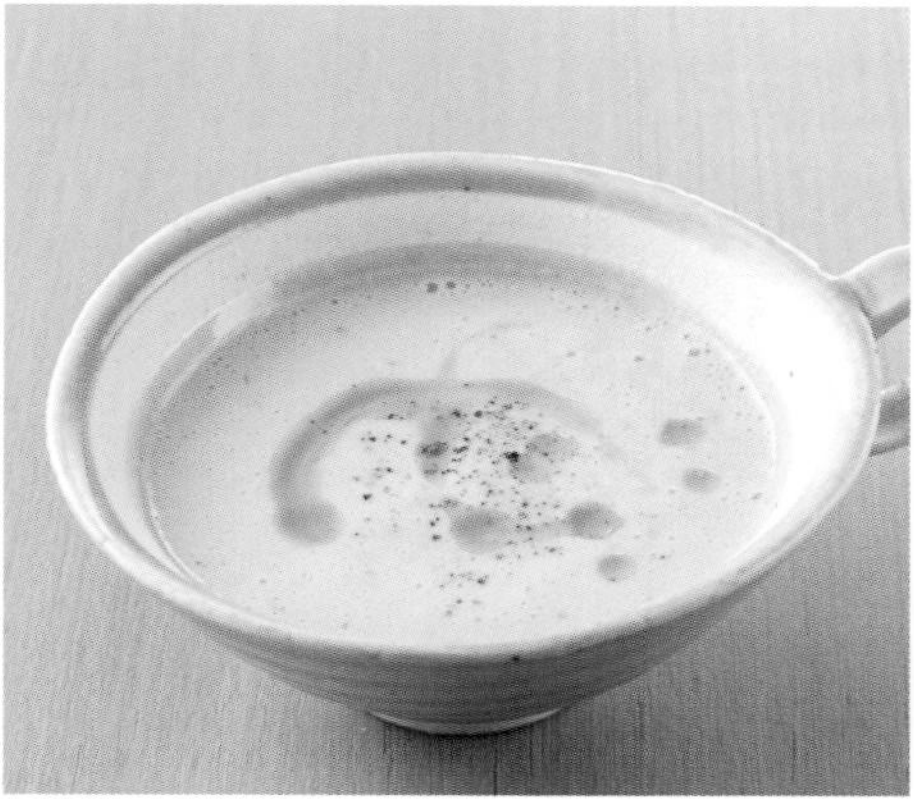

食欲のないときに
アボカドと豆腐のスープ

材料（2人分）
アボカド…… 1個
絹豆腐 …… 200g
バター …… 10g
玉ねぎ …… 1/2個（薄切り）
豆乳 …… 200ml
コンソメ（顆粒）…… 小さじ1
塩 …… 少々
黒こしょう …… 少々
オリーブオイル …… 少々

作り方
1 アボカドは種と皮を取り除き、乱切りにする。絹豆腐は軽く水を切る。
2 耐熱容器に玉ねぎとバターを入れ、電子レンジ（600W）で1分30秒ほど加熱する。
3 ミキサーに1と2、豆乳、コンソメを入れて滑らかになるまで撹拌し、鍋に移して弱火にかけ、塩で味をととのえる。
4 器に注ぎ、黒こしょうをふり、オリーブオイルをたらす。

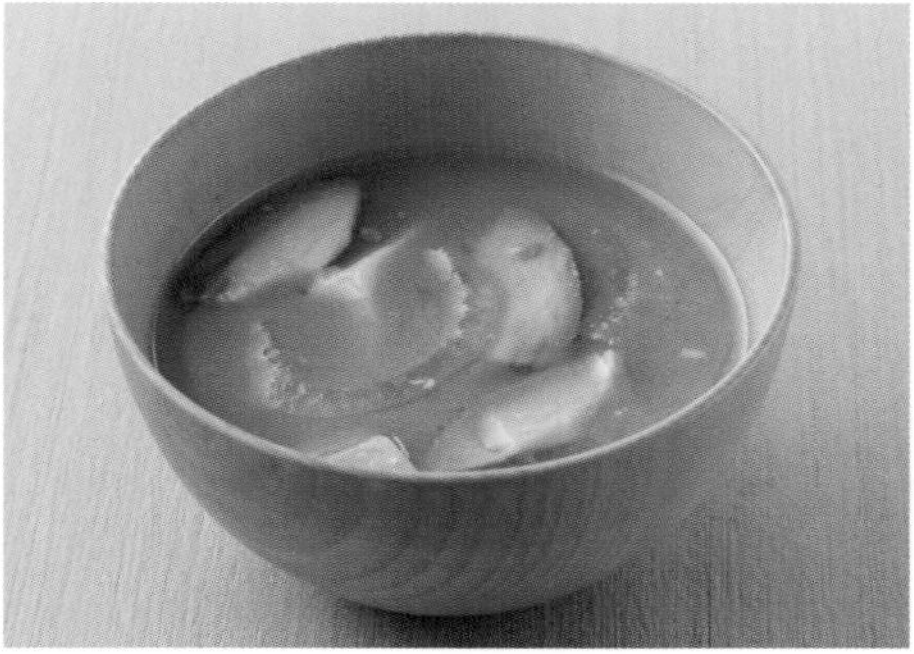

ダイエット効果にも期待
アボカドと玉ねぎの味噌汁

材料（2人分）
アボカド …… 1個
玉ねぎ …… 1/4個
だし汁 …… 400ml
味噌 …… 大さじ2

作り方
1 アボカドは種と皮を取り除き、乱切りにする。絹豆腐は軽く水を切る。
2 鍋にだし汁と玉ねぎを入れて中火にかけ、玉ねぎが透き通ってきたら弱火にして味噌を入れる。
3 2にアボカドを加え、ひと煮立ちしたら火を止める。器に注ぐ。

和えるだけ！
サラダ、おかずやおつまみにも

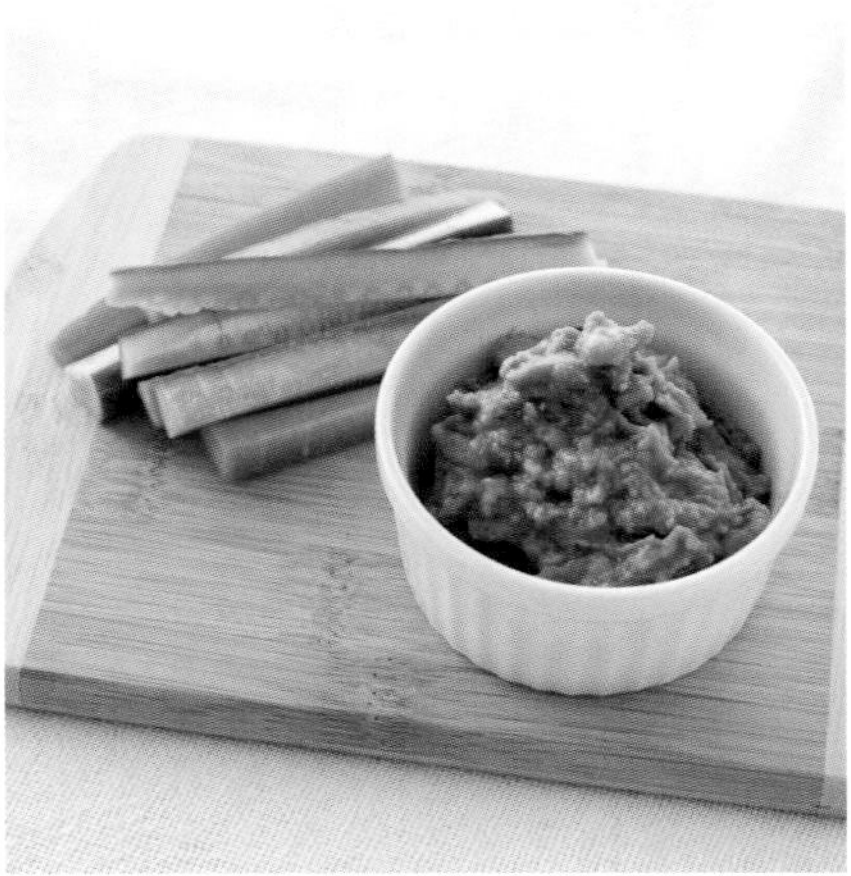

野菜やパンに塗って
アボカドディップ

材料（2人分）
アボカド……1個
ライムの搾り汁（レモンでもOK）
……大さじ1
塩……小さじ1/2
付け合わせの野菜……適量

作り方
1 アボカドは種と皮を取り除き、粗みじん切りにする。
2 ボウルに1とライムの搾り汁、塩を入れてつぶしながら混ぜ合わせ、器に盛り、付け合わせの野菜を添える。

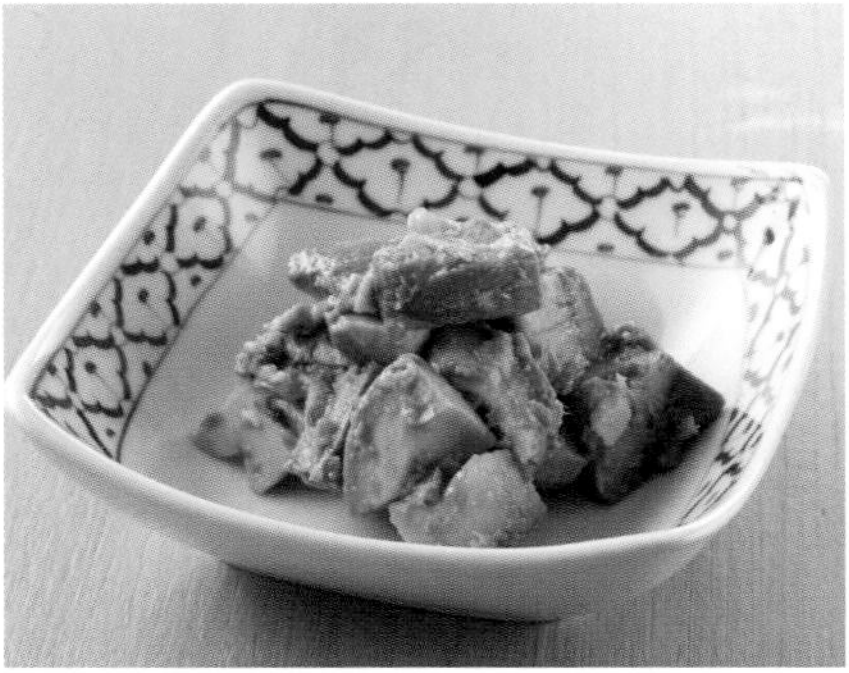

ごま油の風味がベストマッチ
ツナとアボカドのナムル

材料（2人分）
アボカド……1個
ツナ缶（ノンオイル）……1缶
A
にんにく（すりおろし）……小さじ1/2
醤油……小さじ2
酢……小さじ1
ごま油……小さじ1

作り方
1 アボカドは種と皮を取り除き、3cm角に切る。
2 ボウルにAを入れ、混ぜ合わせる。
3 2に1とツナ缶（汁気は除く）を入れ、ざっくり混ぜ合わせる。

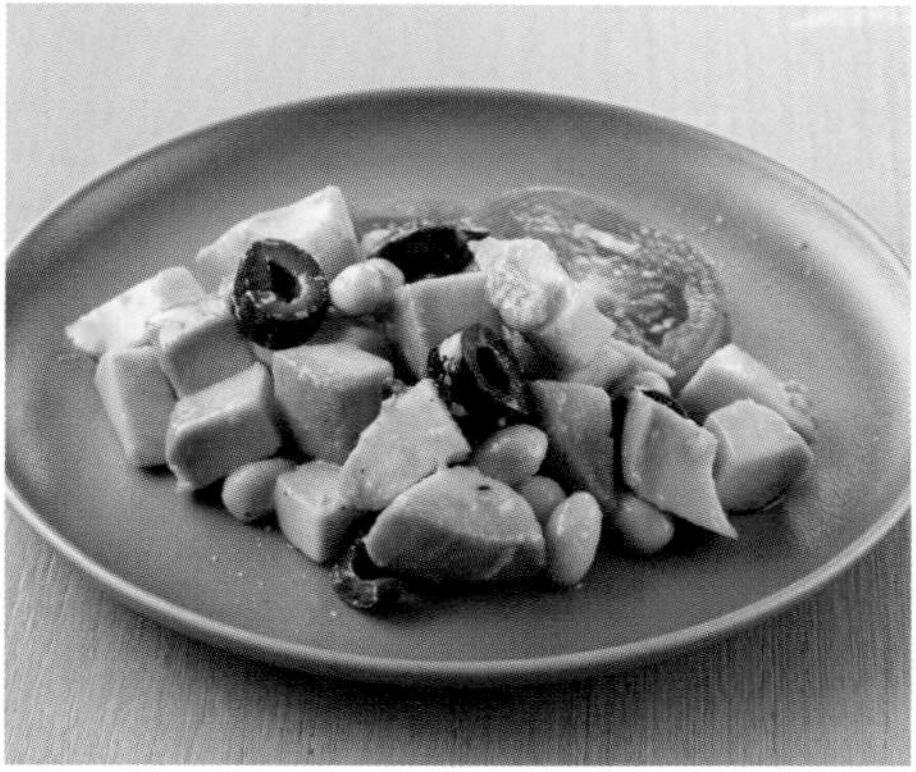

洋食の付け合わせに

アボカドと大豆のイタリアンサラダ

材料（2人分）

アボカド……1個
大豆（水煮）……大さじ2
トマト……1/4個（くし切り）
黒オリーブ（輪切り）……大さじ1
塩……少々
オリーブオイル……小さじ1

作り方

1 アボカドは種と皮を取り除き、3cm角に切る。

2 ボウルに1と大豆、トマト、黒オリーブを入れ、塩、オリーブオイルを加えて混ぜ合わせる。

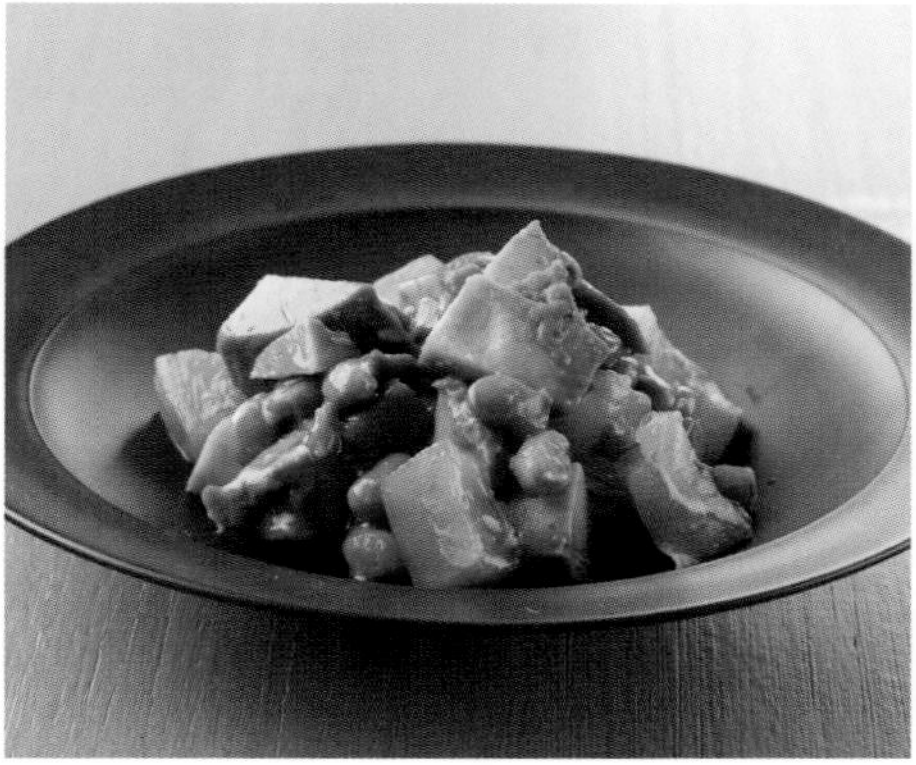

マグロとの黄金コンビ

アボカドとマグロの納豆和え

材料（2人分）

アボカド……1個
マグロ（刺身用）……100g
納豆……1パック
わさび……少々
醤油……小さじ2

作り方

1 アボカドは種と皮を取り除き、3cm角に切る。マグロもアボカドの大きさに合わせて切る。

2 ボウルに納豆、わさび、醤油を入れて粘りが出るまでよく混ぜる。

3 2に1を入れて混ぜ合わせる。

のせて焼くだけ！
アボカド苦手派にもおすすめ

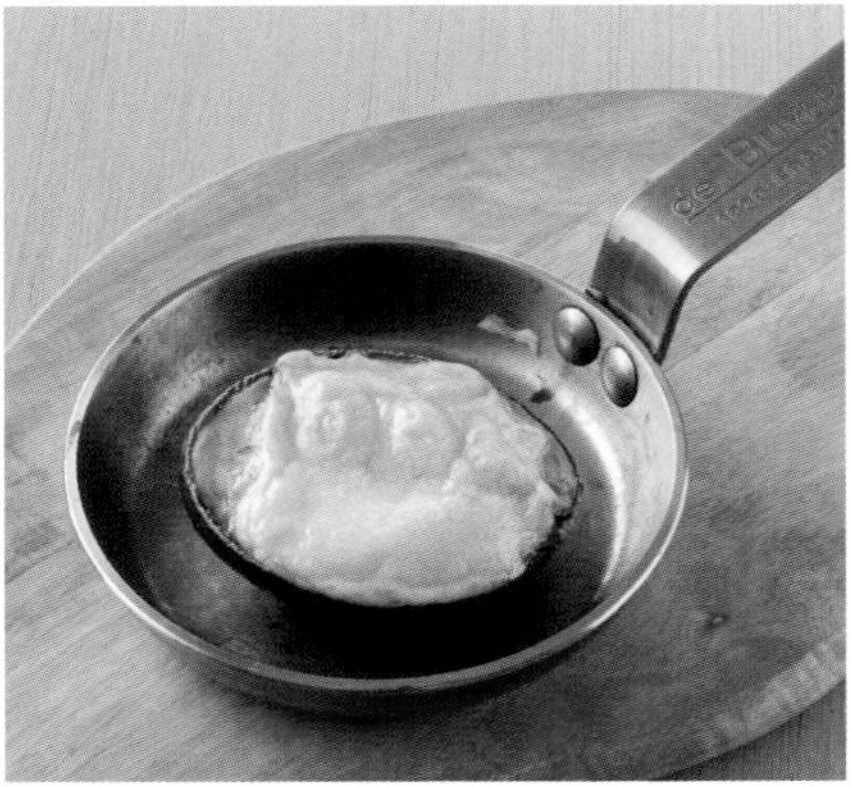

お手軽なごちそう

アボカドのチーズ焼き

材料（1人分）

アボカド……1/2個
とろけるチーズ……大さじ2

作り方

1 アボカドの種を取る。
2 種のあったところにとろけるチーズを入れ、180℃に温めたオーブンで10分ほど焼く。

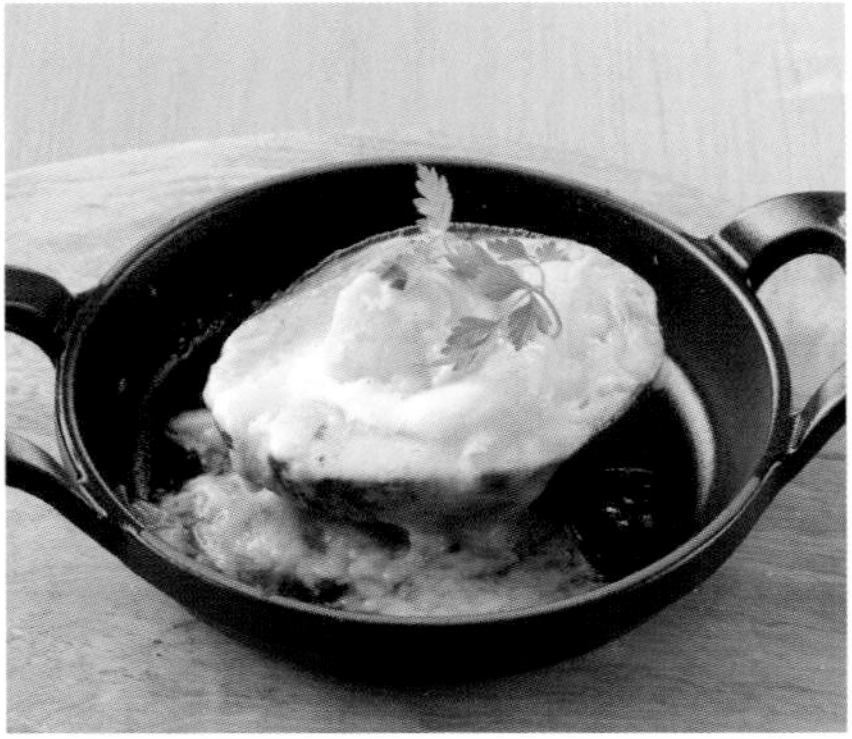

チーズとホタテで特別な料理に

アボカドのホタテ、チーズ焼き

材料（1人分）

アボカド……1/2個
ホタテ（生）……1個
マヨネーズ……大さじ1
とろけるチーズ……大さじ2
ハーブ……少々

作り方

1 アボカドの種を取る。
2 種のあったところにホタテを入れてマヨネーズをかける。
3 上にとろけるチーズをのせ、180℃に温めたオーブンで10分ほど焼き、ハーブを飾る。

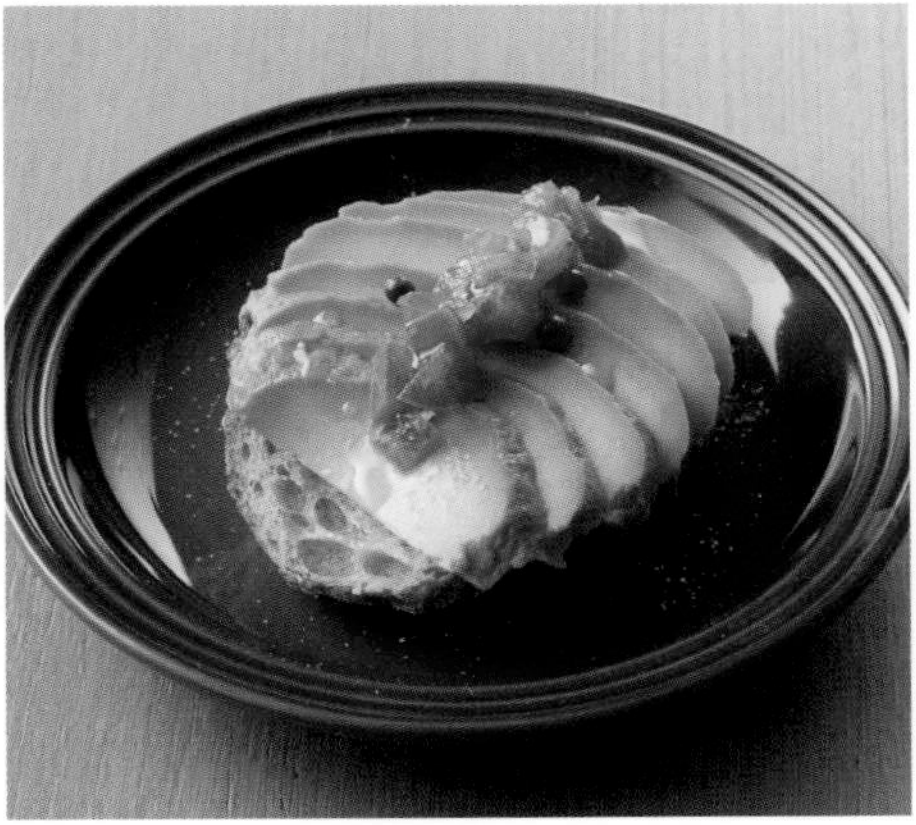

簡単おもてなしにもぴったり

アボカドのオープンサンド

材料（1人分）

アボカド……1/2個
バゲット……1枚
トマト……1/4個(粗みじん切り)
塩……少々
オリーブオイル……少々
ピンクペッパー……3粒

作り方

1 アボカドは種と皮を取り除き、縦に薄切りにする。
2 バゲットに1とトマトをのせ、塩をふり、オリーブオイルをかけてピンクペッパーをおく。

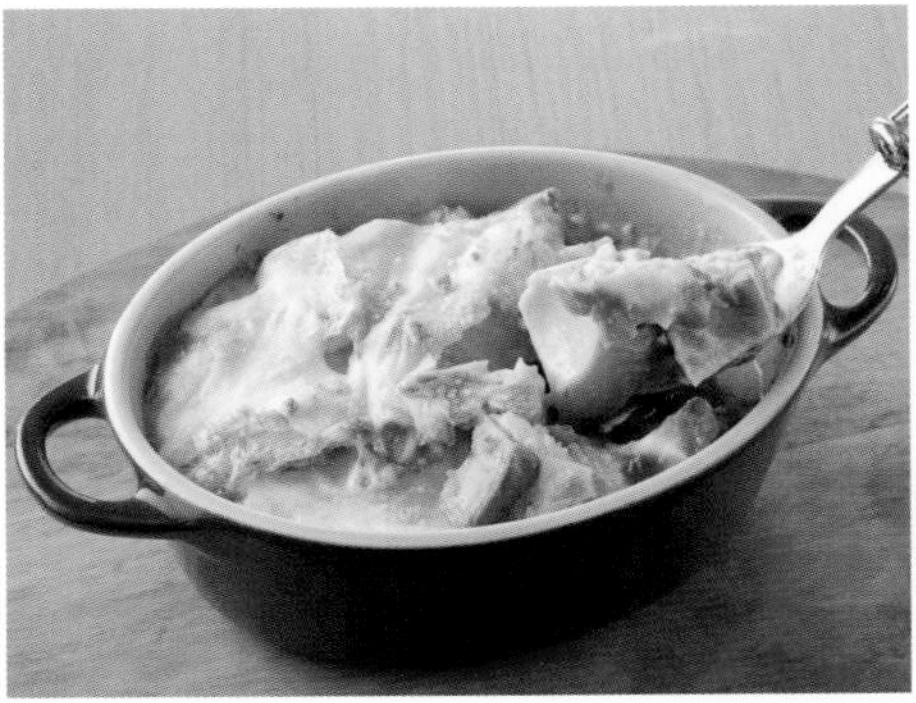

ホワイトソースを豆腐で作る

アボカドのさば缶グラタン

材料（2人分）

アボカド……1個
絹豆腐……100g
コンソメ……小さじ1
さば缶……1/2缶
とろけるチーズ……大さじ2
粉チーズ……大さじ1

作り方

1 アボカドは種と皮を取り除き、3cm角に切る。
2 ボウルに絹豆腐とコンソメを入れてよく混ぜ合わせ、さば缶を入れてざっくり混ぜる。
3 耐熱容器に1を入れて2をかけ、上にとろけるチーズをのせて粉チーズをふり、180℃に温めたオーブンで10分ほど焼く。

加えるだけ！
いつもの好きな食事にプラス

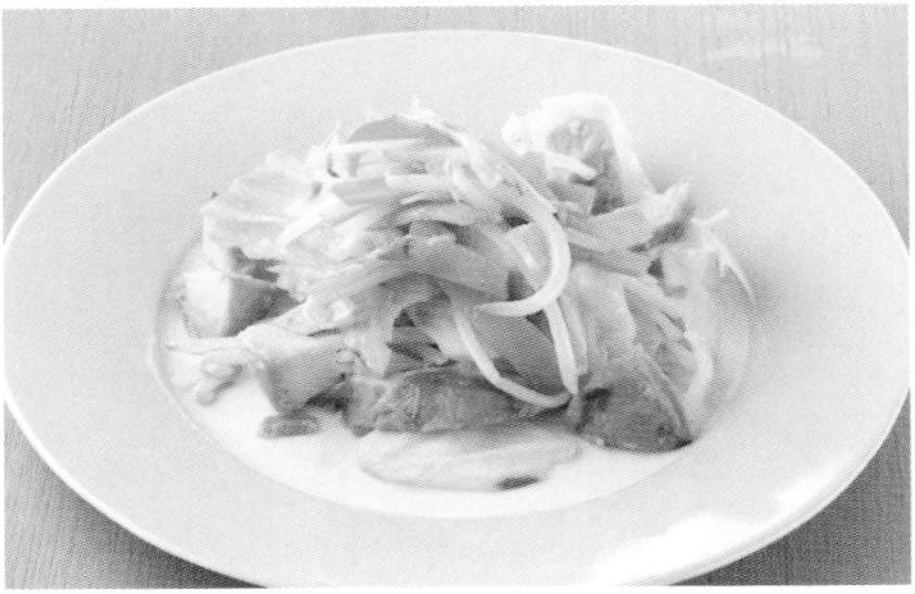

いつもの野菜炒めにプラス

野菜炒め

材料（2人分）
アボカド……1個
オリーブオイル……大さじ1
キャベツ……1/6個（ざく切り）
にんじん……1/3本（薄切り）
もやし……30g
塩……少々
白コショウ……少々

作り方

1 アボカドは種と皮を取り除き、3cm角に切る。
2 フライパンにオリーブオイルを入れて中火にかけ、キャベツ、にんじん、もやしを入れて炒める。
3 1を加え、塩、白コショウで味をととのえる。

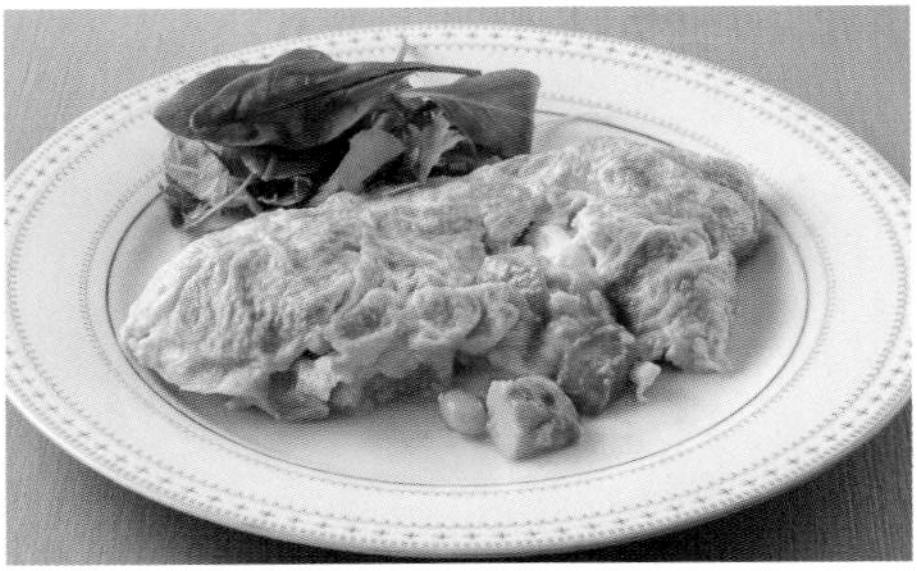

朝食におすすめ

大豆とアボカドのオムレツ

材料（1人分）
アボカド……1/2個　卵……2個
豆乳……大さじ2　塩……少々
大豆（水煮）……大さじ2
オリーブオイル……大さじ1

作り方

1 アボカドは種と皮を取り除き、3cm角に切る。
2 ボウルに卵と豆乳を入れて溶き、1と塩、大豆を加えてよく混ぜ合わせる。
3 フライパンにオリーブオイルを入れて中火にかけ、2を流し入れ、フライパンに触れている部分が固まってきたら半分の形に折り、弱火にして両面焼く。

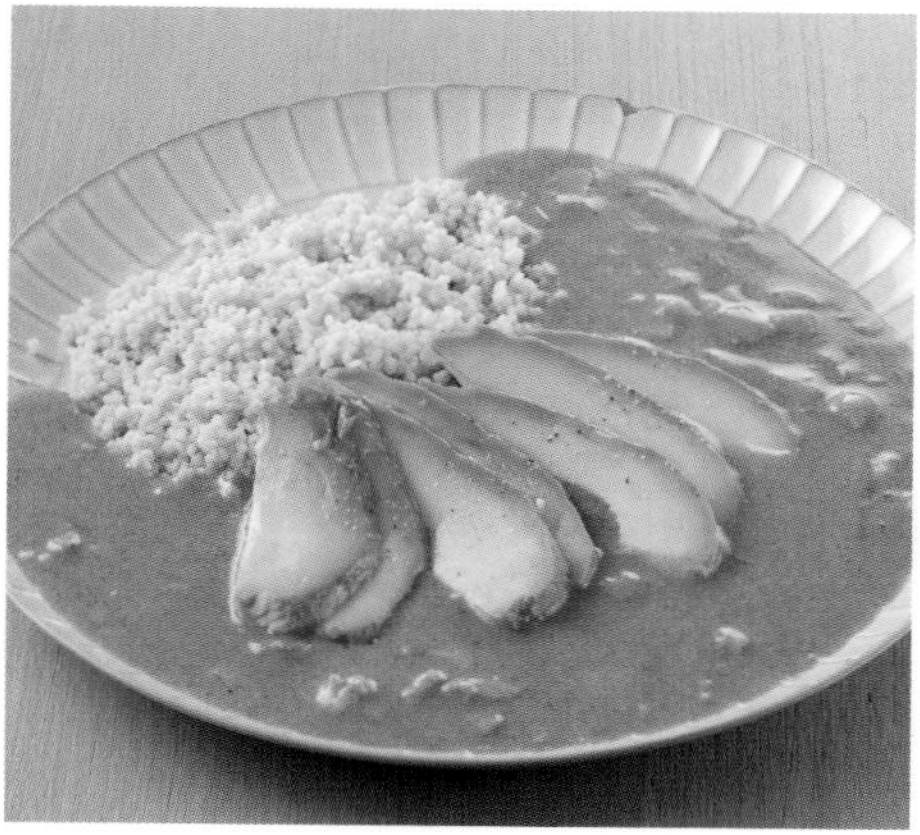

レトルトカレーにひと工夫

鶏むね肉のアボカドインスタントカレー

材料（2人分）

アボカド……1個
オリーブオイル……大さじ1
鶏むね肉……1/2枚（粗みじん切り）
レトルトカレー……2袋
水……100ml
玄米……2杯分

作り方

1 アボカドは種と皮を取り除き、縦に薄切りにする。
2 鍋にオリーブオイルを入れて中火にかけ、鶏むね肉を炒める。
3 鶏むね肉に火が通ったらレトルトカレーと水を入れて3分ほど煮る。
4 器に玄米を盛り、3をかけ、1をのせる。

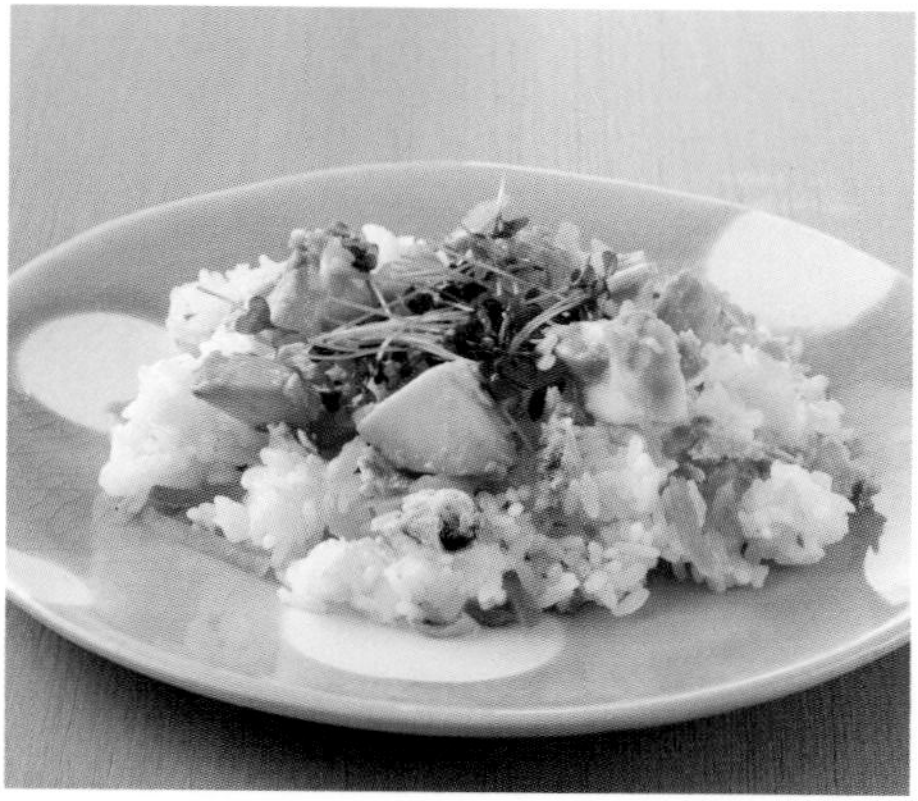

ちらし寿司にトッピング

アボカドちらし寿司

材料（1人分）

アボカド……1/2個
ちらし寿司……1人分
レッドキャベツスプラウト……少々

作り方

1 アボカドは種と皮を取り除き、3cm角に切る。
2 器にちらし寿司を盛り、上に1と、レッドキャベツスプラウトをのせる。

アボカドQ&A

Q 1日にどのくらい食べれば効果的ですか？

A アボカドを食べることで痛みの緩和や変形性ひざ関節症の改善が期待できますが、アボカドには脂質も多く、カロリーもそこそこあります。ひざの痛みには体重増加も関係してくるので**1日半分（2分の1個）、毎日食べること**が効果的です。

Q 切ってみたら黒くなっていました。どうすればよいでしょうか？

A アボカドは熟しすぎると繊維質になるので、そのまま食べるとあまりおいしくありません。**ペーストにしてレモンやライムと合わせるか、ココアと豆乳を一緒に混ぜてスムージーにする**のもおすすめです。

Q 一緒に食べると効果がアップする食材はありますか？

A ズバリ、**おすすめは大豆です**。変形性ひざ関節症に効果が期待できるアボカドの成分「不けん化物」は大豆にも含まれているからです。また、**大豆には女性ホルモンに似た働きをする成分もある**ので、中高年の女性はこの組み合わせを積極的に食べるといいですね。

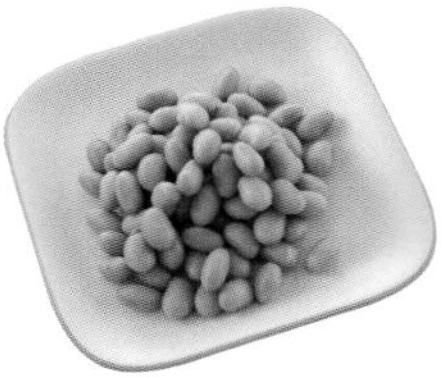

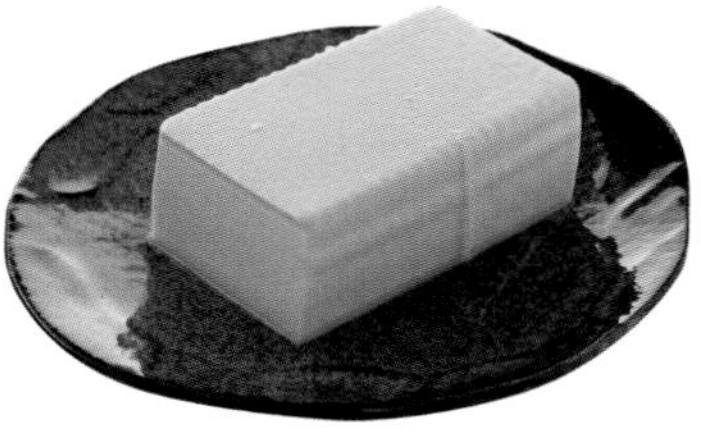

Q アボカドは火を通しても効果ありますか?

A アボカドに含まれている成分はとても優秀なので、**加熱によって失われることはありません**。ただ、生でもおいしく食べることができるので、基本は生で、ときどき調理をして食べると良いのではないでしょうか。

Q 食べる時間も効果に関係ありますか?

A ひざに効くアボカドの成分は、**空腹時ほど吸収が良くなるので朝ごはん、または食事をする前、おやつなどがベスト**です。ドカ食い制御になり、ダイエットにも。

Q アボカドは便秘にも効きますか?

A アボカドは食物繊維も豊富。食べれば体の中の老廃物や発がん性物質などを外へ。不要なものを排出する手助けをしてくれるので、**便秘を解消し、おなかをスッキリさせてくれる**効果が期待できます。

Q アボカドは肌にも良いですか?

A アボカドにはカロテン(ビタミンA)、ビタミンB_1、コラーゲンの生成に必要なビタミンC、体の酸化を防ぐビタミンEなどが多く含まれるので、**肌や髪にうるおいを与え、美肌効果も期**待できます。

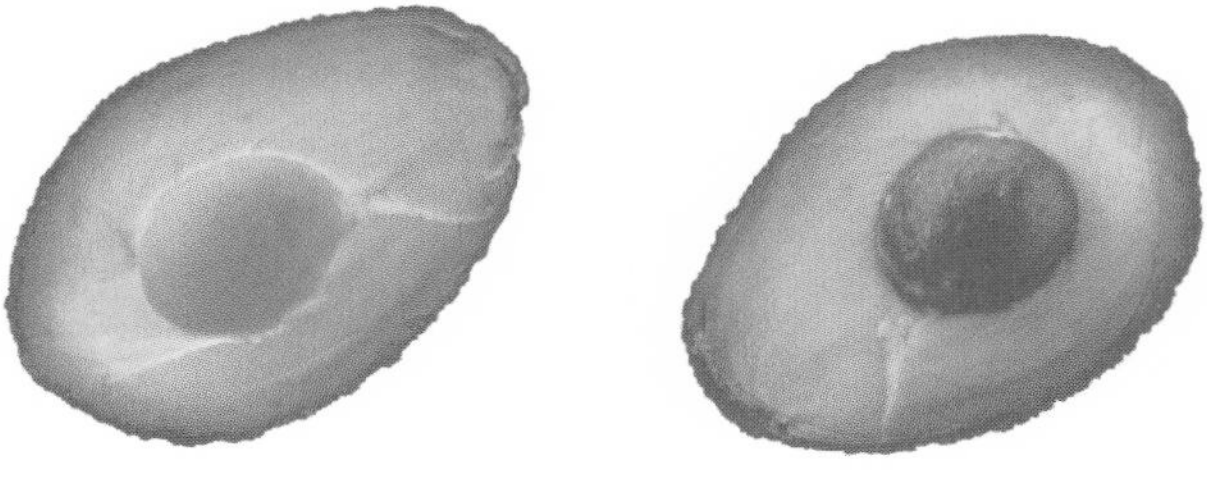

第2章 まとめ

1 変形性ひざ関節症の痛みを改善するには、まずはアボカド半分を毎日食べ続けること。

2 アボカドは、見た目が丸く、皮が黒くつややかで、ハリのあるものを選ぶのがコツ。

3 ヘタの回りと皮のあいだに1ミリほどのすき間があり、少しだけヘタが浮いていると、なお良し。

4 未熟なアボカドを追熟させるには、リンゴやバナナと一緒に紙袋に入れ、常温で放置する。

5 まず縦半分に切り、種を取り出してから、食べるときに皮をむくと変色しにくい。

第3章

強い脚になるチョイひざトレ

痛くても動かすことが大事！

アボカドだけじゃ足りない！
関節痛を克服するための
3つのチョイひざトレをご紹介します。

アボカドを毎日食べながらチョイひざトレを採り入れよう

これまで記しましたように、アボカドを筆頭に納豆（または小松菜やほうれん草）、鶏の胸肉、ブロッコリー（ブロッコリースプラウトを含むアブラナ科の野菜）を食べるのは、変形性ひざ関節症の改善に有効です。

しかし、それだけでは完璧とはいいがたいのです。

たとえば、ひざ痛の主な原因でもある変形性ひざ関節症の場合、大腿四頭筋《だいたいしとうきん》（ひざを伸ばす筋肉）の力が弱くなり、スクリューホーム運動（P24）が起きなくなっている状態です。スクリューホーム運動が起こらなければ、ひざの噛み合わせが悪くなり、軟骨が擦れ合い、すり減ってしまうことは前述したとおりです。

これを防ぐには、ひざを伸ばす大腿四頭筋を強くする必要があります。大腿四頭筋が強くなれば、おのずとスクリューホーム運動が起こるようになり、ひざ痛の改善につながります。

ですから、**変形性ひざ関節症の治療には、あわせて大腿四頭筋の筋力を鍛えることが必要なのです。**

そこで、この第3章では関節痛に効く3つの運動をご紹介します。

それが**「壁もたれペッパー警部風スクワット」**と**「パチパチもも上げ」**、そして**「四股《しこ》ステップ」**です。

「壁もたれペッパー警部風スクワット」と「パチパチもも上げ」は、いずれも大腿四頭筋を強くするための筋トレで、ひざ痛を改善してくれます。

「四股ステップ」は、股関節を吊り上げている腸腰筋《ちょうようきん》と大殿筋《だいでんきん》を鍛え、股関節の軟骨にかかる負担を減らしてくれます。

いずれも、アボカドを食事に採り入れながら続けることが大切です。

4つの効果

効果1 負担をかけずに痛みを改善できる

直立して行うと、ひざの前後方向への揺れを防ぐ十字靱帯に負担がかかる。壁にもたれ、体重を壁にあずけてしまうことで、ひざに必要以上の負担をかけずに、痛みを改善できる。

効果2 30分以上歩いてもひざが痛まなくなる

セルフチェックで「10分以上歩くと痛みを感じる」と答えた人が8週間この運動をした結果、全員が「30分以上歩いても痛まなくなった」と答えたというデータが出ている。

効果 3 スクリューホーム運動が起きやすくなる

変形性ひざ関節症はスクリューホーム運動が起きにくく、ひざにかかる負担が大きくなる。股関節を開く振り付けを採り入れた運動（ニーアウトスクワット）は、スクリューホーム運動の訓練に効果的。

効果 4 歩くときや立ち上がるときの痛みが軽快する

変形性ひざ関節症の患者に、太腿骨に対して脛骨を捻るような運動（ニーアウトスクワット）を習慣づけると、歩くときや立ち上がるときの痛みが軽快するという研究結果が出ている。

壁もたれペッパー警部風スクワットのやり方

横から見た図

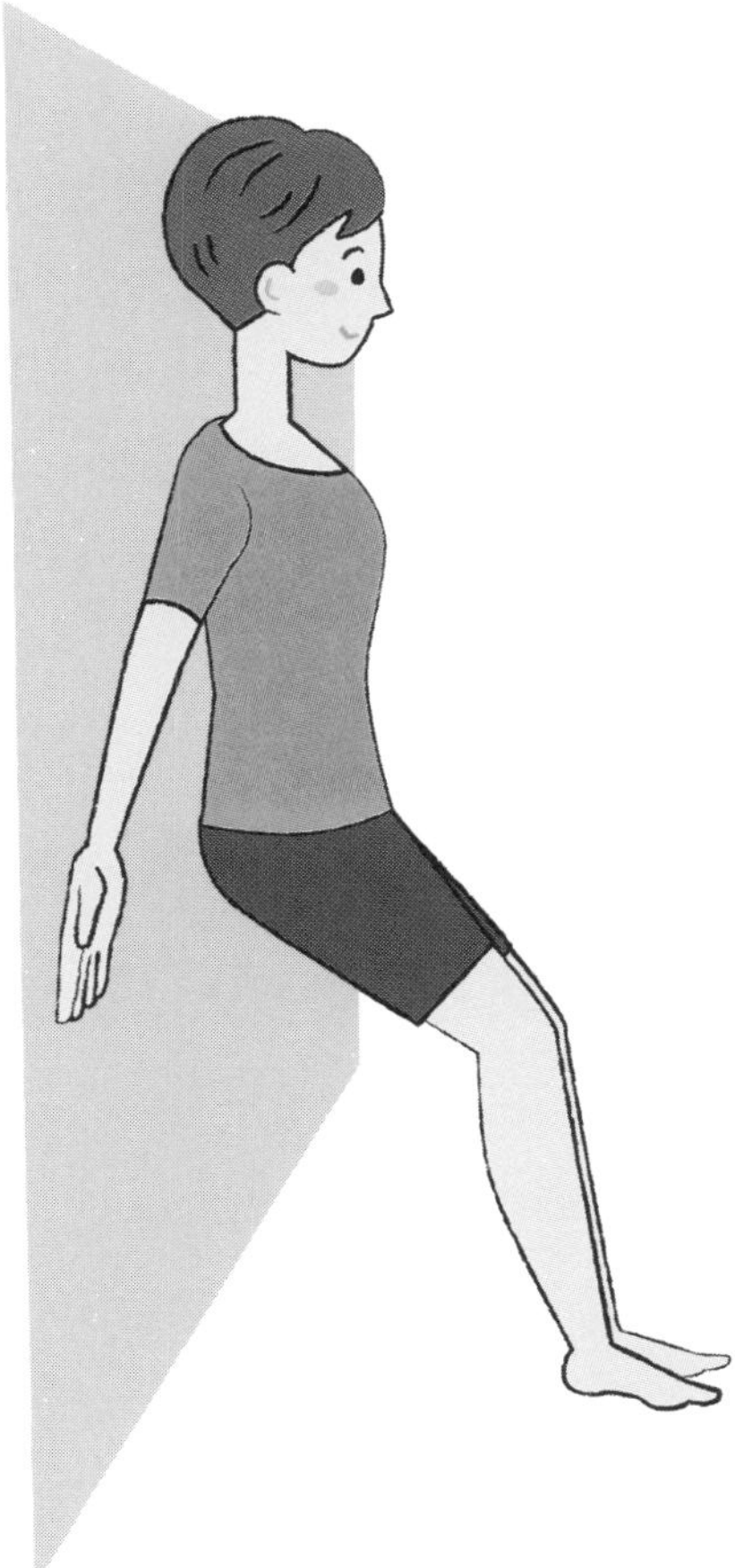

滑りにくい場所を選んで、
背中全面で壁にもたれ、
両足のかかとを付けてひざより前に出す。

正面から見た図

1

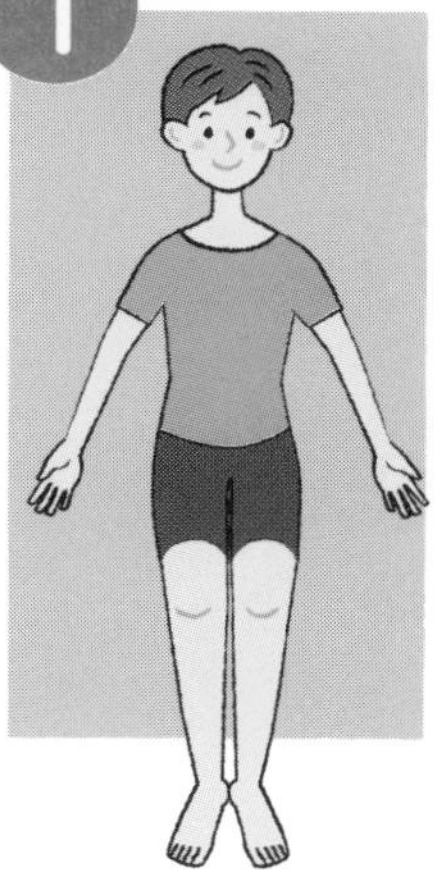

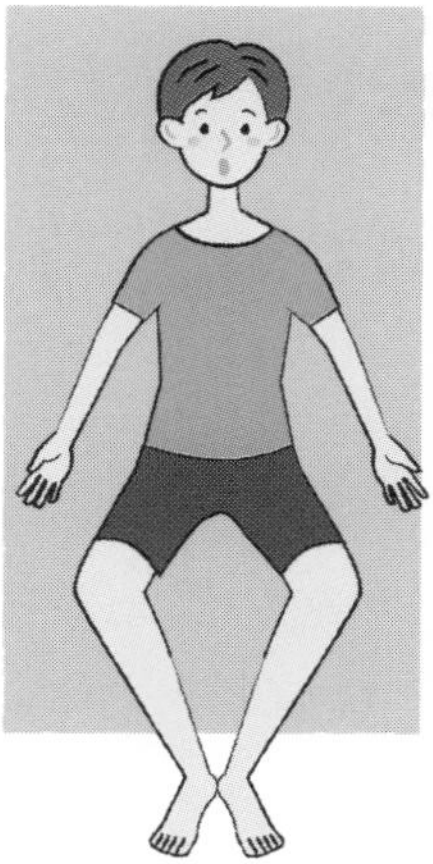

2

ひざを60度曲げた状態から、かかとを付けたまま股関節を開く(ピンク・レディーの『ペッパー警部』の振り付けの一部分のように)。このまま5秒キープする。

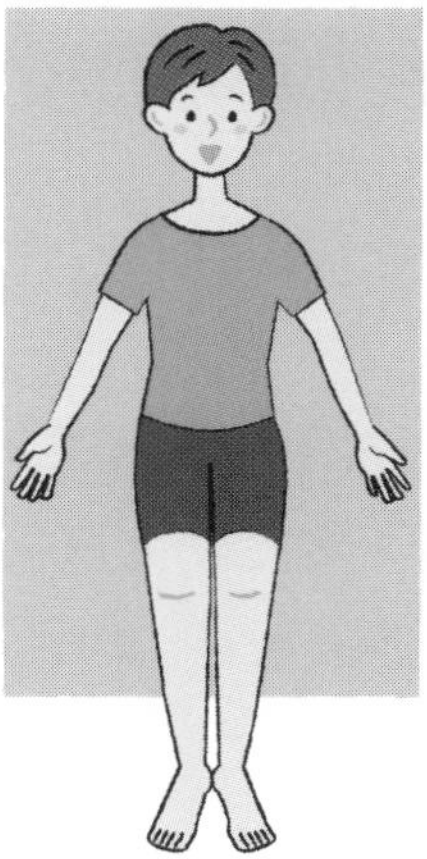

3

ひざを伸ばしながら元どおりに閉じる。これを5回繰り返す。はじめは1日に3回(理想は朝起きてすぐ、昼食後、夜寝る前)を心がけたい。

1セット5回

1日3セット

4つの効果

効果1 速い動きで脚の筋力を強化

高齢者が今までどおりの日常生活を送るためには、速い動きの多い運動によって脚の筋力を強化することが大切。速い運動によって筋力、筋肉の大きさ、筋肉機能が顕著に改善することが報告されている。

効果2 大腿四頭筋が鍛えられる

速い動きで太ももを水平まで持ち上げることで、大腿四頭筋が鍛えられる。大腿四頭筋は、速い運動をするときに働く速筋線維の割合が他の筋肉より多いので、大腿四頭筋を鍛えるには速い運動が効果的。

効果3 65歳以上の方に効果大

変形性ひざ関節症で65歳以上のグループと65歳未満のグループに8週間パチパチもも上げをしてもらったところ、65歳以上のグループの痛みの改善が顕著だった。

効果4 ペッパー警部風スクワットと併用して効果アップ

65歳以上の高齢者は「壁もたれペッパー警部風スクワット」と並行して行うと、より高い効果が期待できる。加齢で減りやすい速筋線維を鍛えることで大腿四頭筋を強くできる。

パチパチもも上げ
のやり方

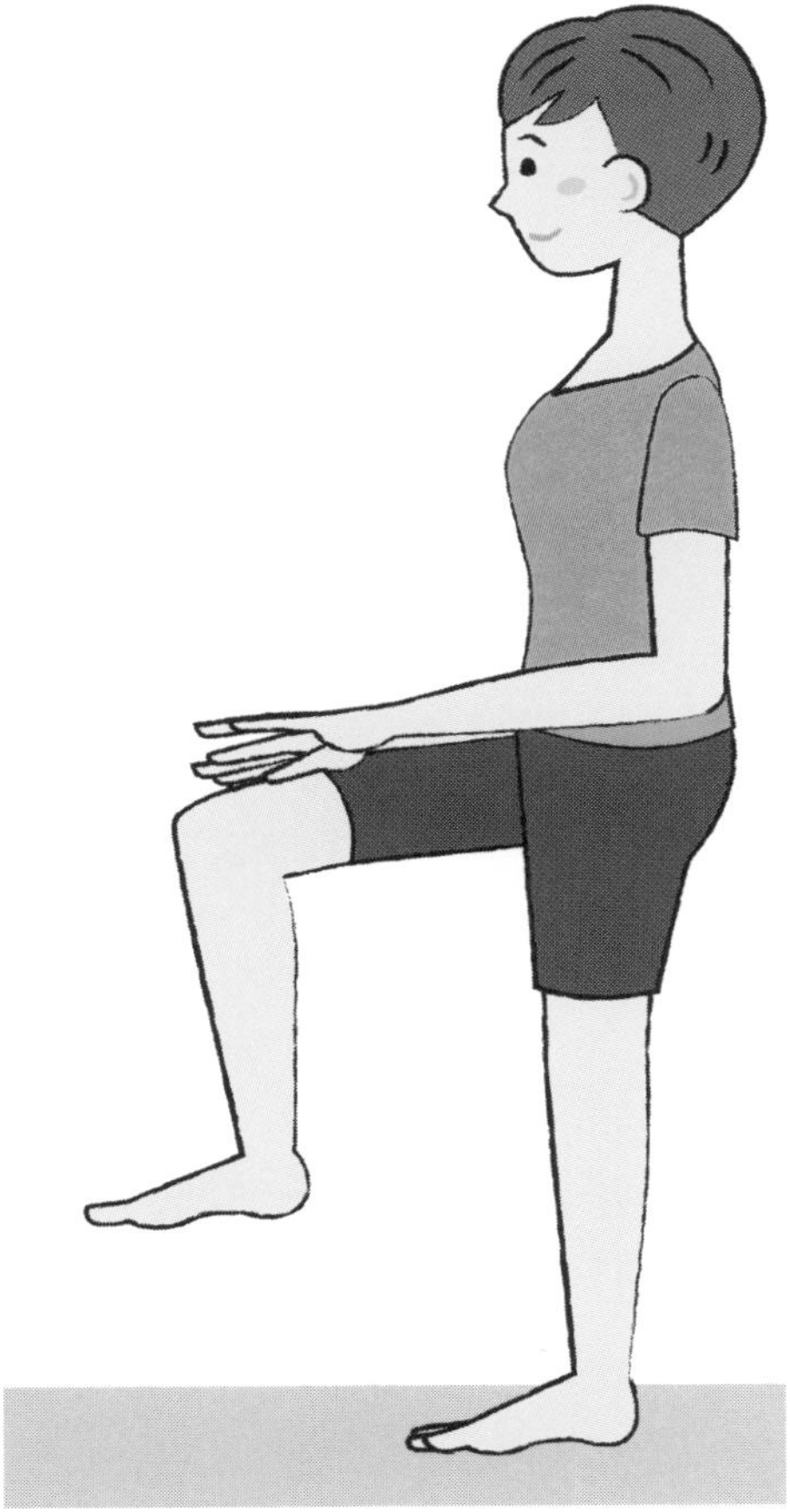

ひじを曲げて脇に固定し、骨盤の前に出した両方の手のひらに「パチッ」と当たるまで、太ももをできる限り早く持ち上げる。この運動を左右25回ずつ計50回。1日に2回行う。

気をつけること

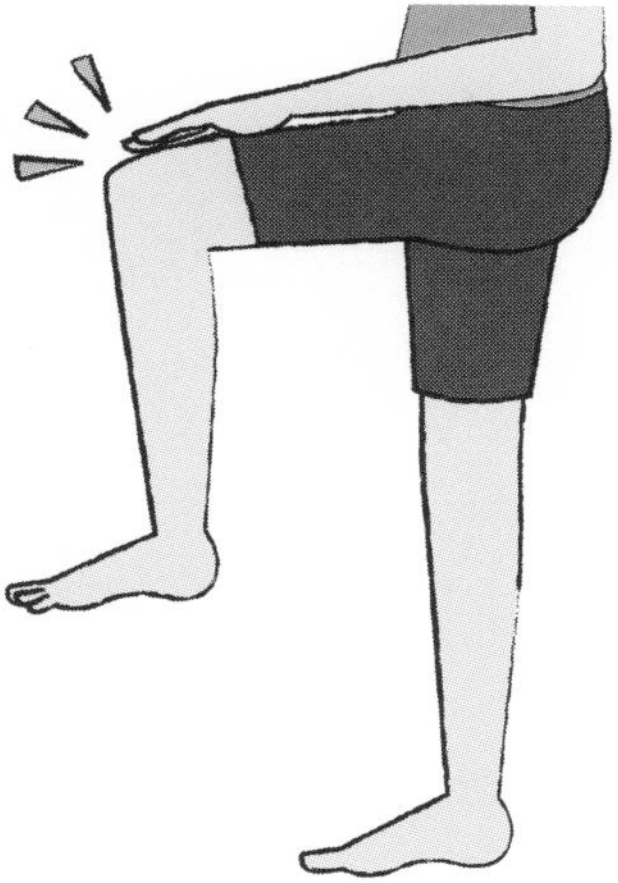

手のひらに当たって「パチッ」と音がでるように、太ももを地面と水平になるまで素早く上げる。

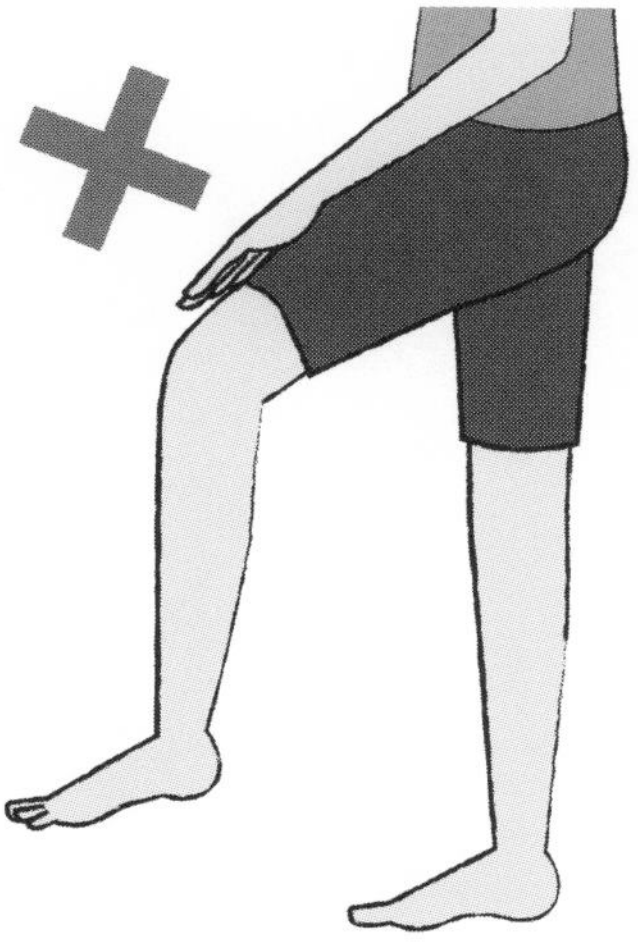

手のひらが下がると、太ももを上げる高さが低くなってしまうので注意。

左右25回ずつ

1日2度

4つの効果

効果1 腸腰筋と大殿筋が鍛えられる

腸腰筋と大殿筋は、股関節の痛みと大いに関係がある筋肉。特に大殿筋は大腿骨を吊り上げている筋肉なので、ここを鍛えることで大腿骨を吊り上げ、股関節痛をやわらげることが可能。

効果2 股関節の軟骨にかかる負担が減る

腸腰筋や大殿筋が強くなると、大腿骨が吊り上げられる。これによって痛みの原因でもある股関節の軟骨にかかる負担が減る。並行してアボカドを食べ続ければ、すり減った軟骨の修復が期待できる。

効果3 股関節の痛みが軽減する

腸腰筋や大殿筋が強くなると、大腿骨が吊り上げられ、股関節の軟骨にかかる負担が減る。負担が減ると、当然痛みも軽減。この四股ステップを治療に用いて治療実績が上がったというデータもある。

効果4 股関節の痛み予防にもなる

股関節の痛みが軽減するだけでなく、股関節に痛みがない人が実践すれば変形性股関節症の予防にもなる。発症時期を遅らせ、股関節の痛みと縁のない日常生活を送れるようになる。

四股ステップ
のやり方

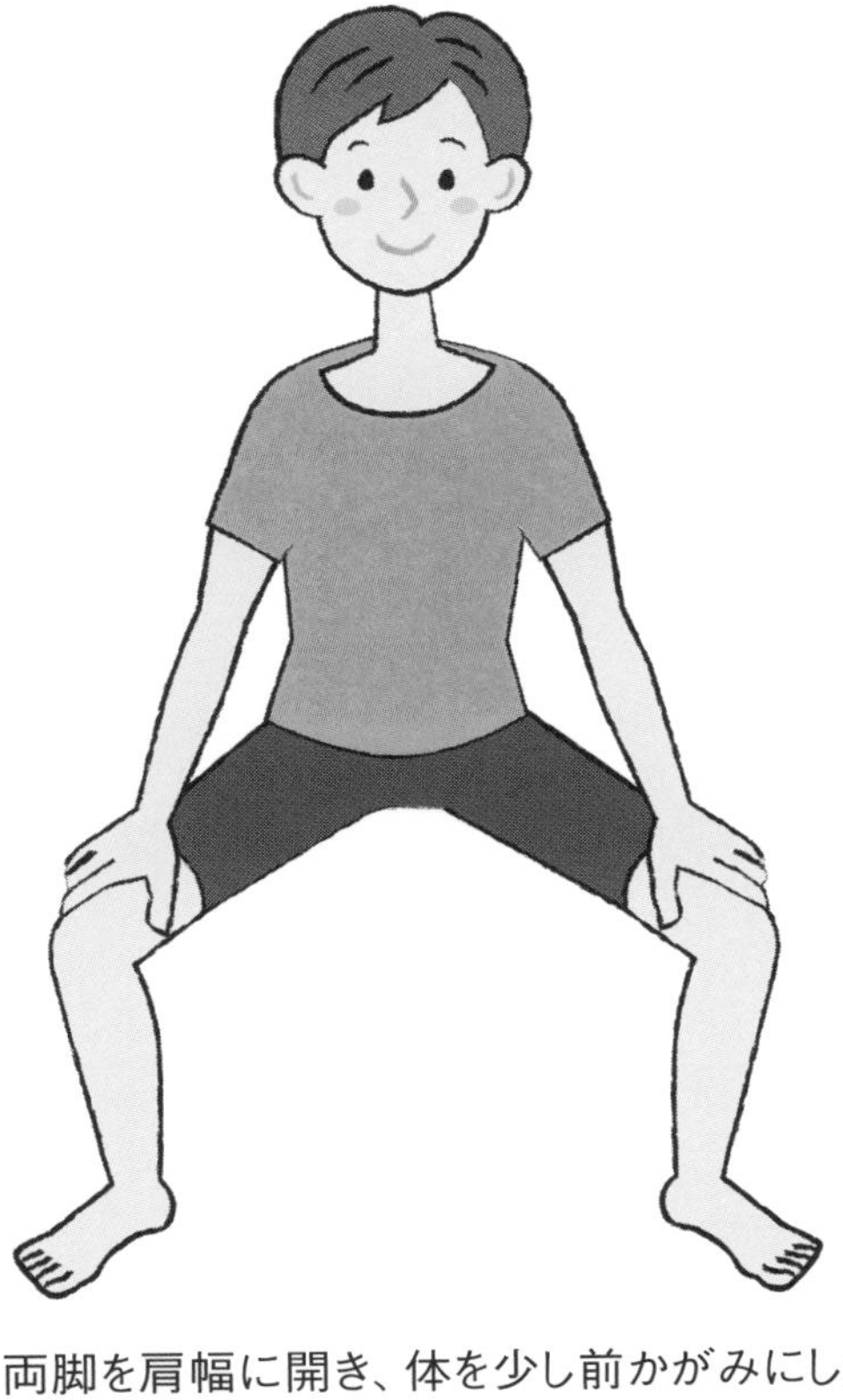

1 両脚を肩幅に開き、体を少し前かがみにした中腰の姿勢をとり、足は外に45〜50度程度開く。

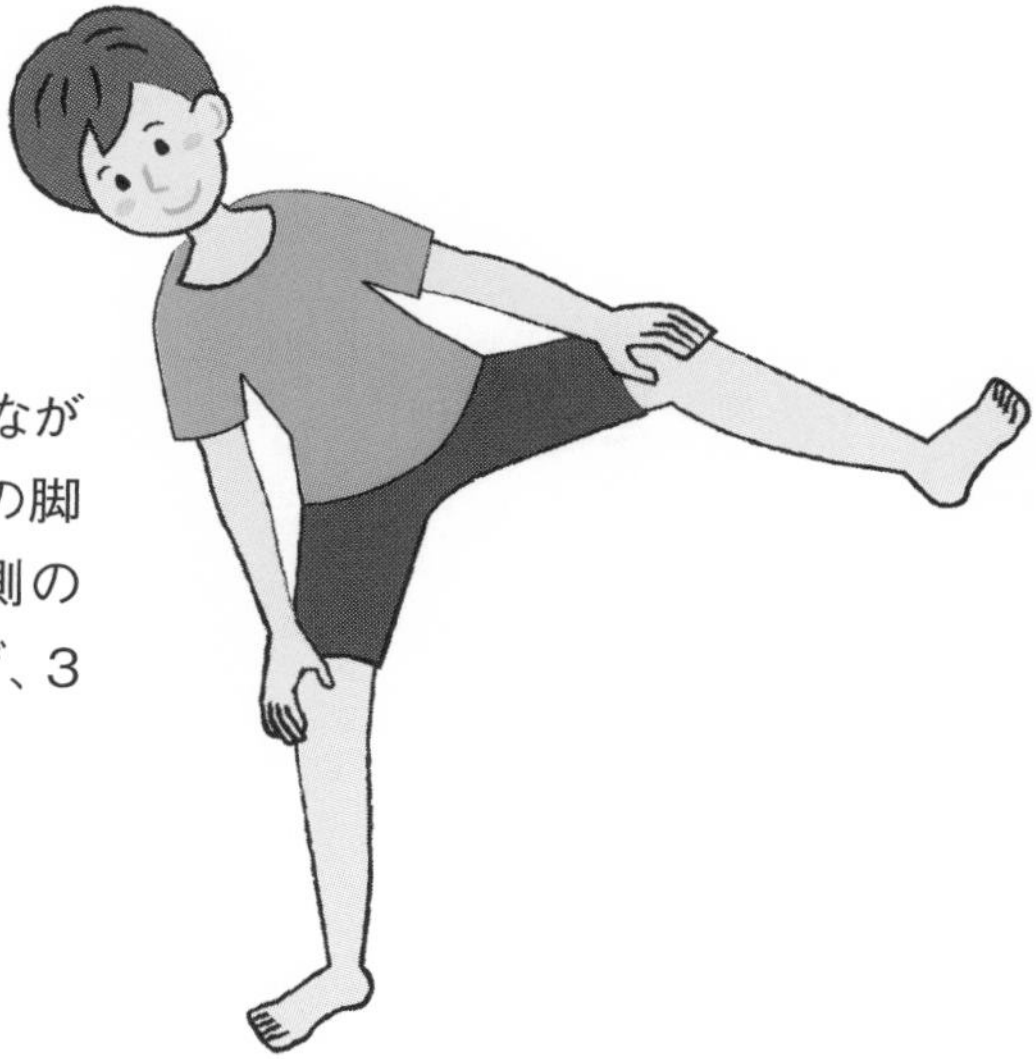

2

片方の脚に重心を移しながら、重心のかかったほうの脚のひざを伸ばし、反対側の脚をできる限り高く上げ、3秒間停止する。

3

脚を爪先からゆっくりと下ろしながら腰を落とし、太ももが床面と平行になるまで両側の股関節を開くように、ひざを曲げる。反対側の脚も同じように繰り返す。

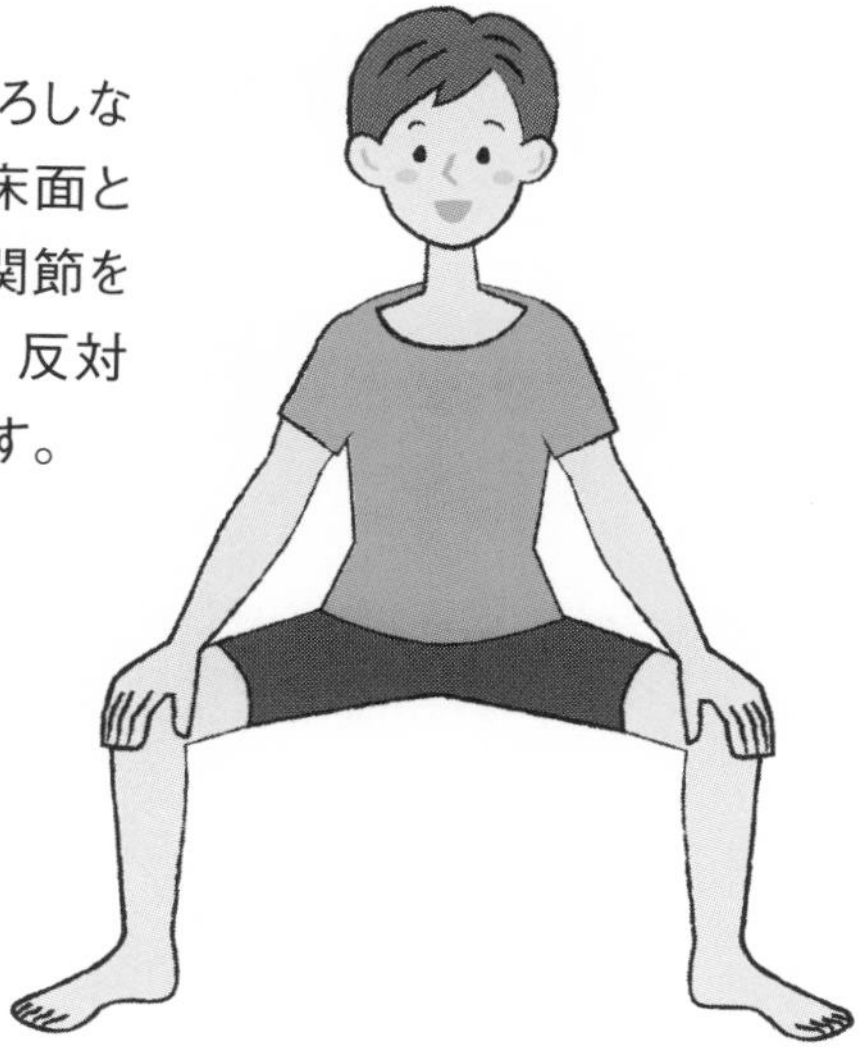

左右10回ずつ

週に3回

『ペッパー警部』の振り付けはひざの噛み合わせを良くしてくれる

『ペッパー警部』はピンク・レディーのデビュー曲です。本書を手にした方であれば、その振り付けを覚えておられる方も多いでしょう。

私が注目したのは、**股関節を外側に開き、ひざを曲げた状態からひざを伸ばしながら股関節を閉じる振り付け**です。**スクリューホーム運動の訓練に効果的だから**です。

小川哲広先生（2019年当時北星病院）らは、変形性ひざ関節症患者にひざ（KNEE：ニー）を外側（OUT：アウト）に開くニーアウトスクワットなどの太腿骨に対して脛骨を捻るような運動を指導し、歩くときの痛みや立ち上がるときの痛みが軽快するという結果を導き出しました（注1・小川）。

『ペッパー警部』のスクワットのような振り付け

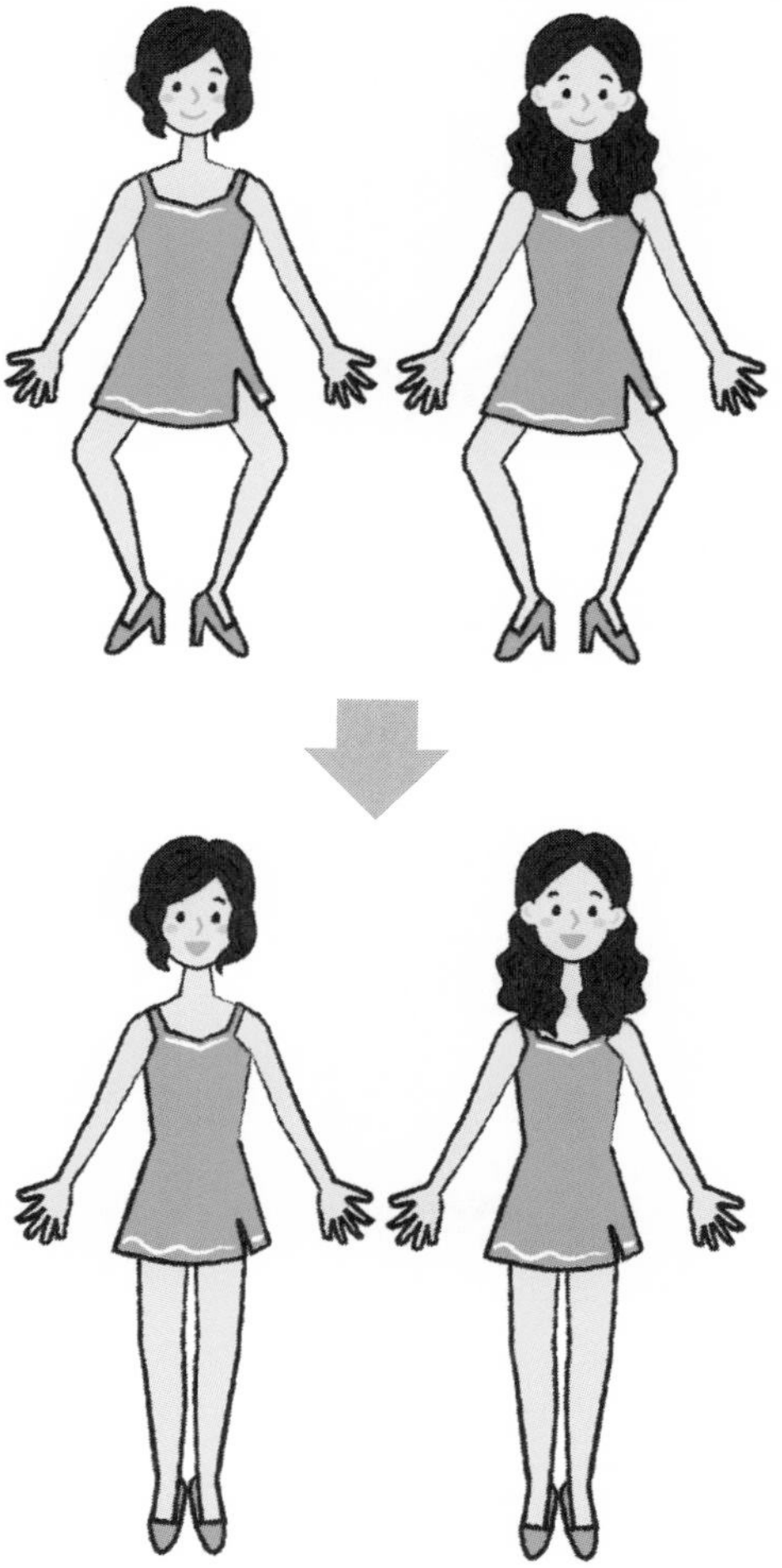

股関節を外側に開きひざを曲げた状態からひざを伸ばしながら股関節を閉じる振り付けがスクリューホーム運動（序章で説明）を訓練するのに効果的です。

「壁もたれペッパー警部風スクワット」ならひざに負担がかからない

しかしながら、ピンク・レディーの振り付けと同じようなニーアウトスクワットを運動不足の人がすれば、かえってひざを痛める可能性があります。ひざが爪先より前に出てしまうこの姿勢では、ひざの前後方向への揺れを防ぐ十字靭帯に負担がかかるからです（左図）。

残念ながら、中年期以降の人は軟骨を傷つけてしまう危険性があります。

そこで私が考案したのが「壁もたれペッパー警部風スクワット」（P86〜89）です。

爪先がひざより前に出るようにして壁に背中でもたれかかり、体重を壁にあずけて行うものです。これならひざに負担がかかりません。

ひざが前に出ると軟骨を傷める

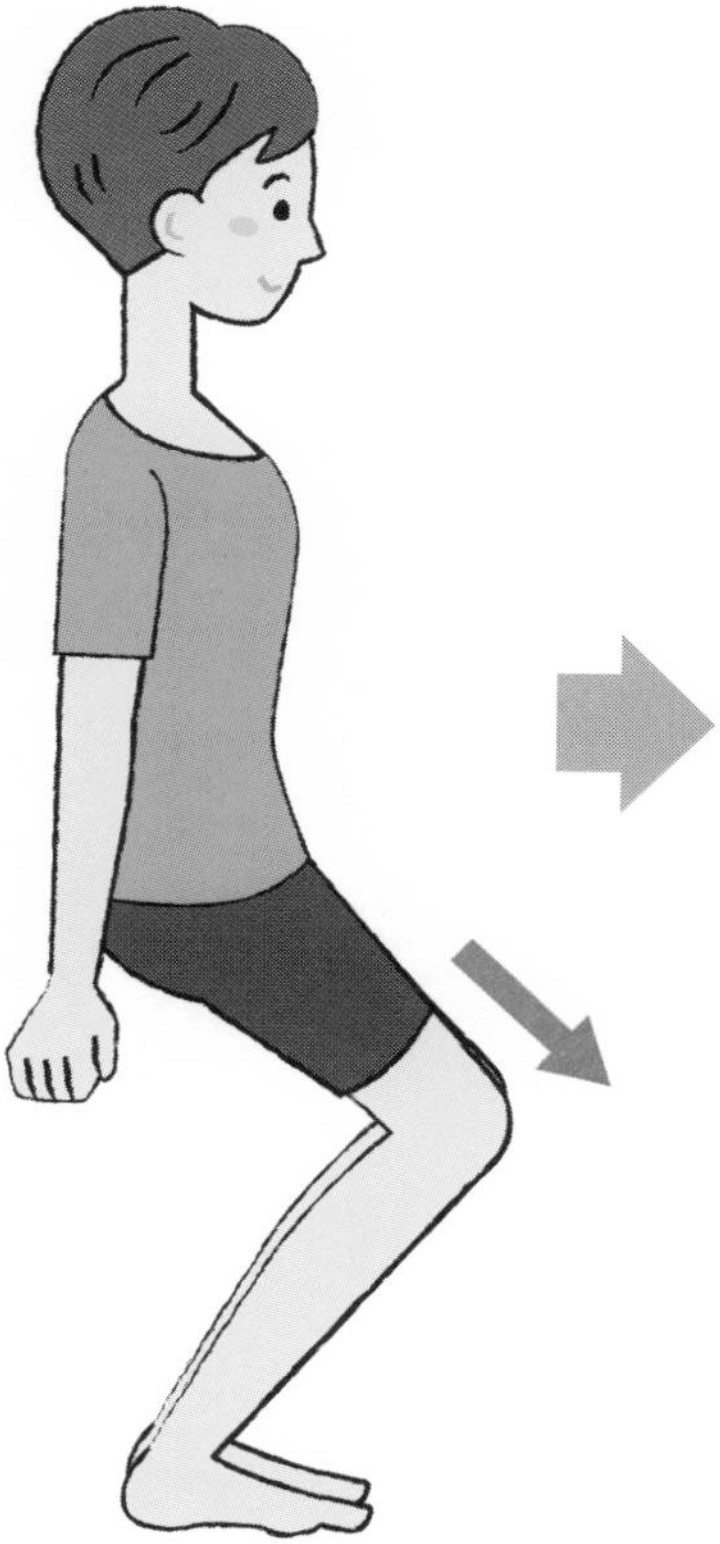

ひざが爪先より前に出ると、大腿骨に前へ滑る力がかかる

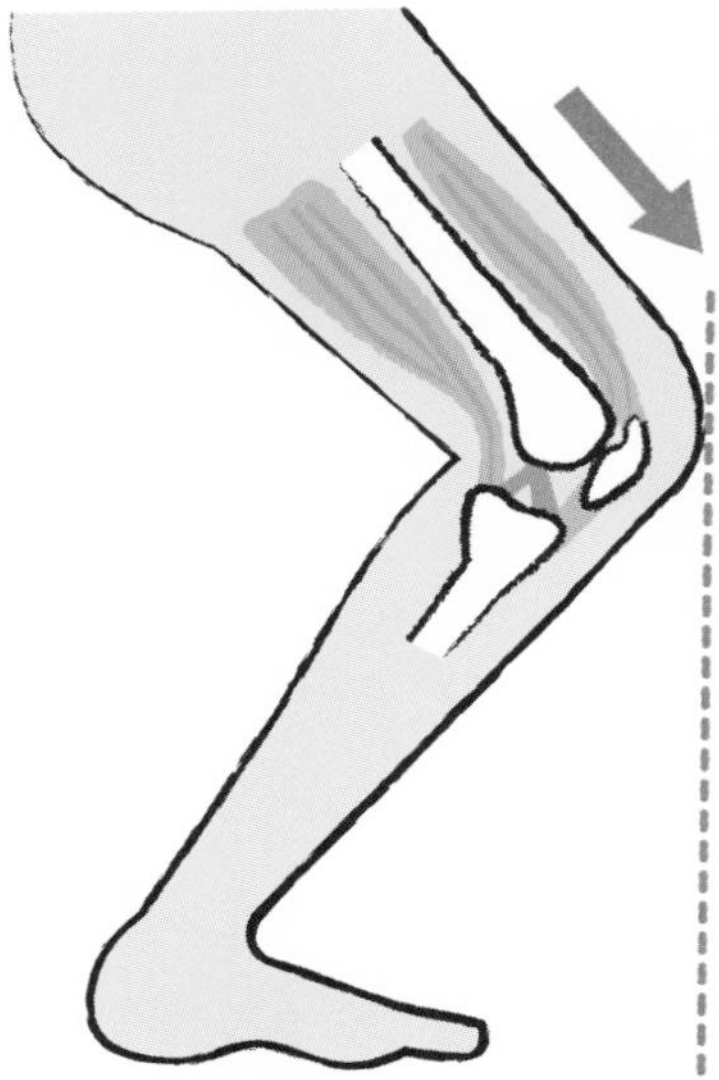

ひざの前後方向への揺れを防ぐ十字靱帯が弱くなっていると、軟骨がすり減る

30分以上歩くとひざが痛む症状なら「壁もたれペッパー警部風スクワット」

では、「壁もたれペッパー警部風スクワット」は、変形性ひざ関節症の患者さんのどのような症状に効果があるのでしょうか？

私は、「壁もたれペッパー警部風スクワット」を指導した35人（ひざ開きグループ）の変形性ひざ関節症患者さんと、普通のスクワット（ひざを開かずにひざを曲げ伸ばしする）を指導した34人の患者さん（ひざ閉じグループ）との間で、痛みの改善度が異なるかどうかを調べました（注2・戸田）。

評価した痛みを引き起こす動作は、セルフチェック（P10）で紹介したリキーネ先生が提案した10の日常生活動作です。治療期間は8週間で、どちらのグループにも共通の治療として、ひざの痛みをやわらげ、関節の動きを滑らかに

比較したスクワット

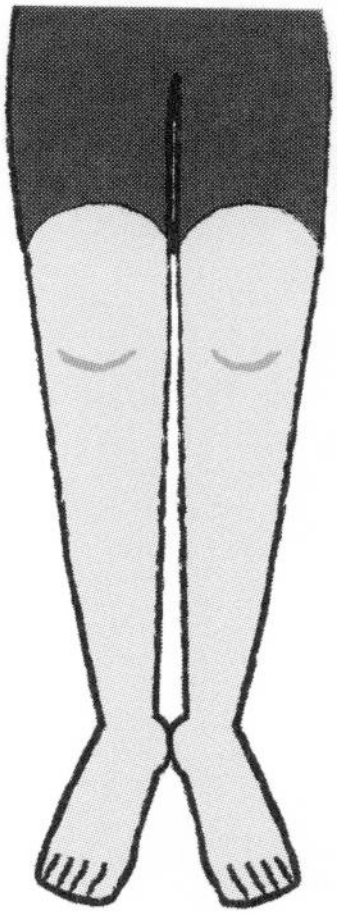

滑りにくい場所を選び、壁にもたれて両足の踵を付け、ひざより前に出す

ひざ開きグループ

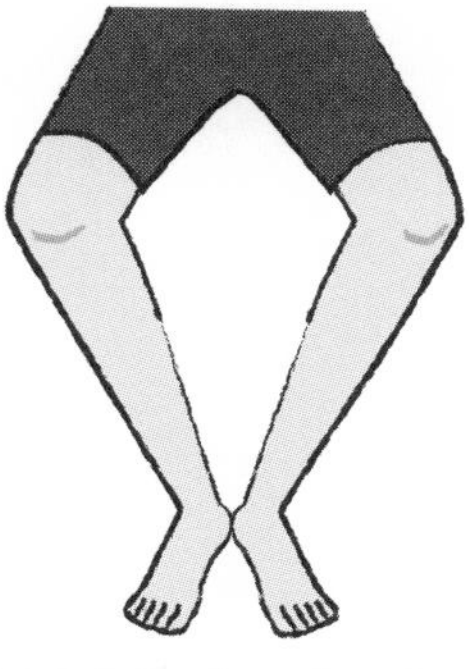

ひざを60度曲げて、股関節を開く動作を10回繰り返す

ひざ閉じグループ

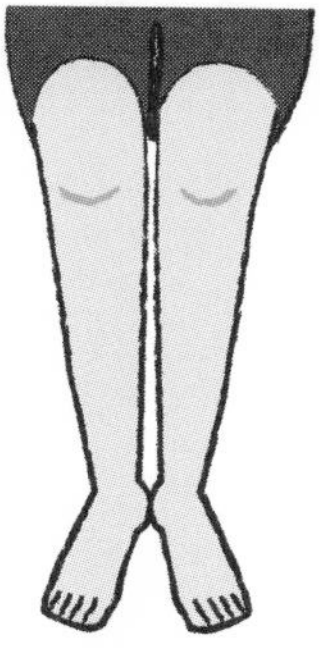

股関節を開かずに、ひざを60度曲げて伸ばす動作を10回繰り返す

する「ヒアルロン酸の関節内注射」を受けてもらい、１日半分のアボカドを食べることを推薦しました。

その結果、ひざ閉じグループでは治療前に28人が30分以上歩いたときの痛みを訴えていましたが、そのうち24例（85・７％）が８週間の治療後に「痛みがなくなった」と答えました。

これに対し、ひざ開きグループでは、30分以上歩いたときの痛みを訴えていた30人のうち治療後に30人（１００％）が「痛みがなくなった」と答えました。

ひざ開きグループのほうが、ひざ閉じグループより統計学的にも明らかに治療成績が改善していたのです。

このように、**30分以上歩くと痛みを感じる人には「壁もたれペッパー警部風スクワット」でひざの噛み合わせを良くすることが大切**なのです。

たくさん歩けるようになり、ダイエットにもなります。

65歳以上なら速い動きの運動も必要「パチパチもも上げ」も一緒にしよう

歳を重ねると「速い動きの運動はかえって体に悪い」と思って、健康のためにウォーキングやゴルフを運動習慣としている人が多いようです。

しかし、ゆっくりとした動きの運動だけでは脚の筋力は強化されません。**高齢者が今までどおりの日常生活を送るためには、速い動きの多い運動によって脚の筋力を強化することが大切です。**

実際、米国タフツ大学（1990年当時）のFiatarone博士らは、96歳以上の在宅で療養している虚弱なお年寄りでさえも速い運動によって筋力、筋肉の大きさ、筋肉機能が著明に改善すると報告しています（注3・Fiatarone）。

私は、変形性ひざ関節症の患者さんに「ヒアルロン酸の関節内注射」を受けてもらい、1日半分のアボカドを食べることをすすめて、ゆっくりした運動と速い運動を指導し、それぞれの治療効果を65歳未満（中年）と65歳以上（高齢）の患者に分けて、比較してみました（注4・戸田）。

ゆっくりした運動としては、先述したひざ閉じスクワットを、速い運動としては、「パチパチもも上げ」（P92～93）を指導しました。

8週間後の治療成績では、65歳以上の高齢者では「パチパチもも上げ」グループのほうが、ひざ閉じスクワットグループよりも改善点数が優れていました。しかし、65歳未満の人の間では治療成績に大きな差はありませんでした。

65歳以上の方のひざ痛の予防には、「壁持たれペッパー警部風スクワット」と一緒に「パチパチもも上げ」のような速い運動を採り入れましょう。筋肉の中の速い運動をするときに働く速筋線維は、ゆっくりした運動のときに働く遅筋繊維よりも加齢によって減りやすく、さらにひざを伸ばす筋肉である大腿四頭筋には他の筋肉に比べて速筋線維の割合が多いからです（注5・Saltin）。

股関節の痛みの予防にはアボカドと「四股ステップ」がおすすめ

アボカドの効果は、ひざの痛みよりも先に股関節の痛みに対するものとしてフランスを中心に広がりました（注6・Lequesne）。

ひざと違って股関節は皮膚から深いところにあります。湿布の有効成分が浸透しにくく、注射も入りにくいため、痛み止めの薬が効かなければ、いきなり人工関節の手術をすすめる医師もいるほどです。そのため、なんとか自分で治す方法を望んでいたのだと思います。

私のクリニックに股関節の痛みで来られた患者さんには、1日半分のアボカド食と「四股ステップ」（P96〜97）をすすめています。

「四股ステップ」は股関節を吊り上げる筋肉である腸腰筋と大殿筋が鍛えら

れるので、股関節の軟骨にかかる負担を減らしてくれるからです。

まず中腰の姿勢になります。片方の脚に重心を移しながら、重心のかかった脚のひざをゆっくり伸ばすことで反対側の脚をできるだけ高く上げます。その状態を3秒間キープしたら、上げた脚を爪先からゆっくり下ろします。この動作を左右10回ずつ週に3回行います（注7・松永）。

私のクリニックで変形性股関節症の患者さん15人にお薬で治療をしながら、「四股ステップ」を指導しました。

8週間後のリキーネ先生の股関節症の質問票（P11）を使った評価では平均2・2点改善しました。「四股ステップ」の指導を始める前に治療した6人の患者さんでは平均1・5点しか改善していなかったので、「四股ステップ」を追加することによって治療成績が上がったということがわかりました。

アボカドや納豆を食べながら「四股ステップ」を行えば、股関節の痛みの軽減・予防になりますので、ぜひ採り入れてください。

第3章 まとめ

1 変形性ひざ関節症は大腿四頭筋を、変形性股関節痛は腸腰筋と大殿筋を鍛えると効果的。

2 「壁もたれペッパー警部風スクワット」はスクリューホーム運動を起こりやすくしてくれる。

3 「パチパチもも上げ」の速い動きが、ひざを伸ばす筋肉である大腿四頭筋を鍛えてくれる。

4 「四股ステップ」で大殿筋と腸腰筋を鍛えると、大腿骨が吊り上げられ、痛みが軽減する。

5 これら3つの運動を、毎日アボカド半分を食べ続けながら行えば、関節痛の軽減・予防になる。

column

ウォーキングだけじゃダメ?!
筋トレが苦手なら
「椅子立ち上がり運動」を

ひざを伸ばす筋力は、40代に比べて50代から顕著に弱くなり、40歳のときを100%とすると、60歳で31.5%、80歳では47.8%筋力が弱くなります(注1・糸井)。

転倒して骨折をしやすい人は、体重が重いか、ひざを伸ばす筋力が弱っていることが多いといえます(注2・津山)。ウォーキングだけではひざを伸ばす筋力は鍛えられません。「壁もたれペッパー警部風スクワット」や「パチパチもも上げ」などでひざを伸ばす筋力を鍛えてください。

「でも筋トレは面倒くさい」という方には、器具も用いずたった30秒で終わる良い運動があります。

それが**「椅子立ち上がり運動」**です(注3・中谷)。

30秒間、ひたすら椅子から立ち上がっては座る動作を繰り返します。まず、ひざが爪先より先に出ないよう注意しながら椅子に座ります。そこから「素早く立って座る」を繰り返します。立ったとき、まっすぐひざを伸ばすのがポイント。40〜61歳の男性の平均が27回、30〜50歳の女性の平均が25回です。

会議の合間やご家庭で、長時間座ったときにはこの回数を目標に頑張りましょう。

第4章

ひざの痛みをやわらげるほぐしストレッチ

ひざ回りの凝りをほぐし、ひざの痛みを
軽減してくれる3つのストレッチをご紹介!

曲がったまま凝り固まった筋肉をストレッチでほぐそう

ストレッチというのは、ある筋肉を良好な状態にするために、その筋肉を伸ばすことをいいます。

筋肉をやわらかくし、関節の可動域を広げるだけでなく、呼吸を整えたり精神的な緊張をほぐしたりするなど、心身に良い影響を与えてくれます。

変形性ひざ関節症になると、大腿四頭筋の力が弱くなるため、ひざがまっすぐ伸びなくなってしまいます。さらに、ひざ回りの筋肉が曲がった状態のまま凝り固まってしまい、動かすと痛むようになります。ただでさえ痛いのに、さらに凝り由来の痛みが加わるのです。

この凝りをほぐすには、ストレッチが効果的です。ストレッチで凝った筋肉をほぐし、凝りによる痛みを取り除くわけです。

本章では簡単にできる3つのストレッチをご紹介しています。

「かかと押しストレッチ」は、自分のかかとで、もう片方のひざの内側を裏から圧迫してストレッチするもの。

「足の関節ストレッチ」は、足の3つの関節をストレッチすることで、ひざの横揺れ（内反スラスト）を防ぐのが目的です。

「爪先《つまさき》60度ストレッチ」は、起こりにくくなったスクリューホーム運動を起こりやすくしてあげるストレッチです。

曲がった状態のまま凝り固まってしまったひざ回りの筋肉に、これら3つのストレッチを定期的に施せば、必ず凝りはほぐれます。

ただし、ストレッチと筋トレはまったくの別物。**ストレッチだけで運動したつもりにならず、必ず第3章でご紹介したチョイひざトレと組み合わせて**行ってください。結果的に、それが痛みをなくす最も手っ取り早い方法です。

4つの効果

効果1 ひざ回りの筋肉の凝りをほぐす

変形性ひざ関節症ではひざが曲がったままで伸びにくくなるため、ひざ裏の筋肉などが凝り固まって、さらに痛くなる。この凝りをほぐして、痛みを取り除く効果がある。

効果2 半月板の破片を元に戻す

変形性ひざ関節症の場合、ひざの内側で半月板が割れ、その破片が飛び出して側副靱帯の中の神経を圧迫する。ストレッチを施すことで、飛び出したこの破片を押し戻すことができる。

効果3 脚の筋トレにもなる

ストレッチする側の脚の筋トレにもなる。たとえば右のかかとを左ひざ裏に押し当ててストレッチする場合、手で圧迫するより脚で圧迫したほうが適度の負荷がかかるので、筋トレになる。

効果4 ひざが伸びやすくなる

凝ったひざ回りの筋肉をストレッチしてほぐすことで、筋肉がやわらかくなり、凝りによる痛みが軽減され、ひざが伸びやすくなる。チョイひざトレも並行して続ければ、痛みはさらに軽減する。

かかと押しストレッチのやり方

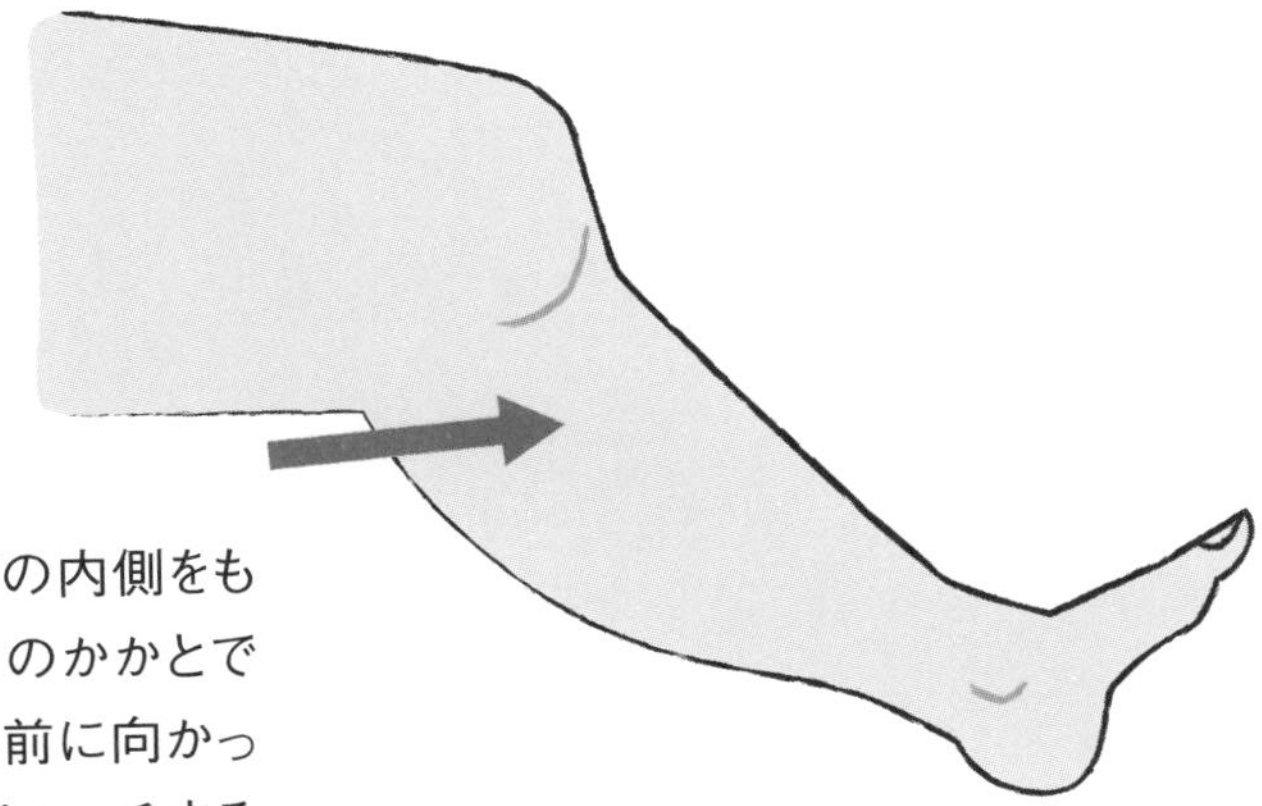

1

片方のひざの内側をもう片方の足のかかとで圧迫。斜め前に向かってゆっくりストレッチする。

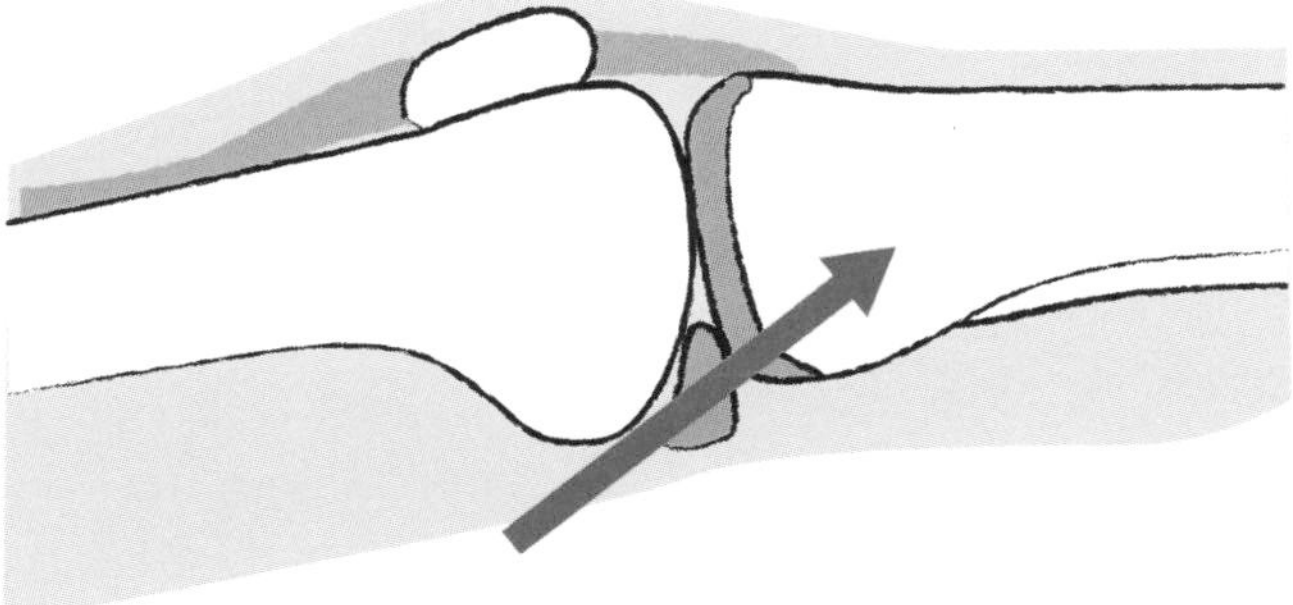

飛び出した半月板の破片を押し戻すように。

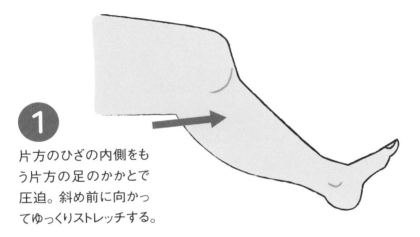

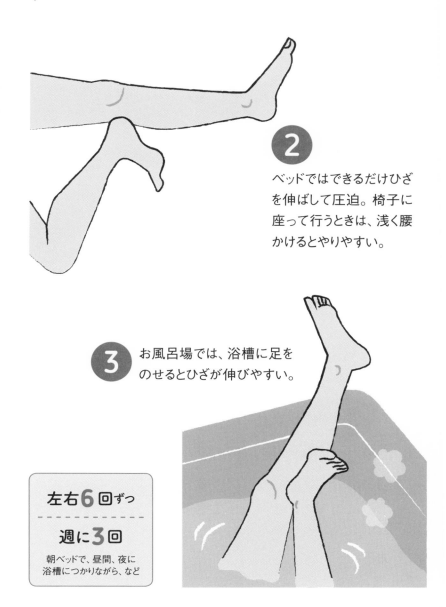

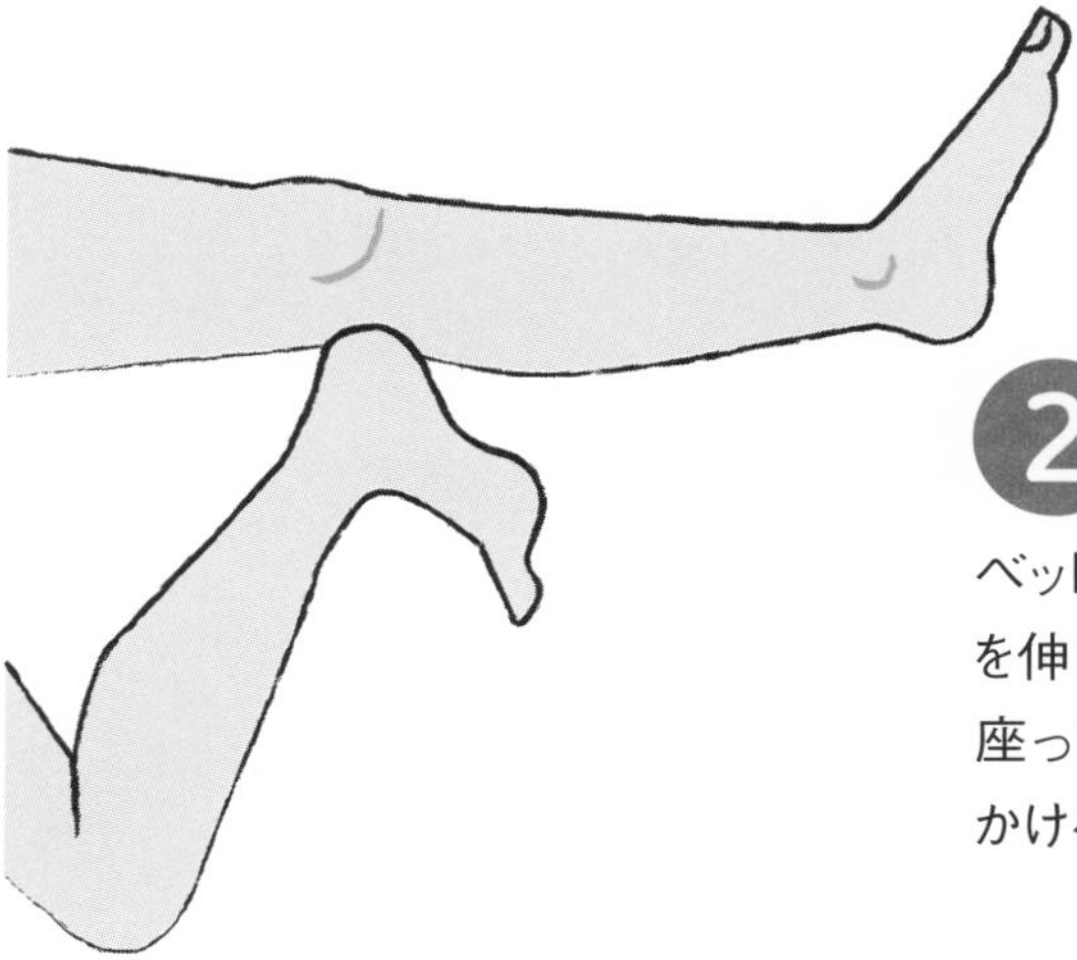

2

ベッドではできるだけひざを伸ばして圧迫。椅子に座って行うときは、浅く腰かけるとやりやすい。

3

お風呂場では、浴槽に足をのせるとひざが伸びやすい。

左右6回ずつ

週に3回

朝ベッドで、昼間、夜に浴槽につかりながら、など

4つの効果

効果1 足の感覚が研ぎ澄まされる

足の関節をストレッチすると、足の感覚が鋭くなり、足からの情報が増加する。プロゴルフ選手のトレーナーが選手たちの足の関節をストレッチするのは、地面の凹凸などを感じやすくするため。

効果2 目を閉じても体が揺れない

足の関節をストレッチしてから目を閉じた状態での体の揺れの度合いを測る重心動揺検査を行ったところ、ストレッチ前よりも体の揺れが減少したという報告がある。

効果3 ひざの横揺れを予防する

変形性ひざ関節症の患者は重心動揺性が強いため、ひざの横揺れが起こり、ひざの軟骨がすり減る。ストレッチで重心動揺を減らせば、ひざの横揺れを防ぐことができる。

効果4 足の関節の可動域が広がる

足の関節の可動域が広がり、やわらかくなる。ストレッチする部位は足指の付け根にある関節、足の甲の骨が盛り上がった部分にある関節、足首の関節の3ヵ所だけでOK。

足の関節ストレッチのやり方

足にある3つの関節列

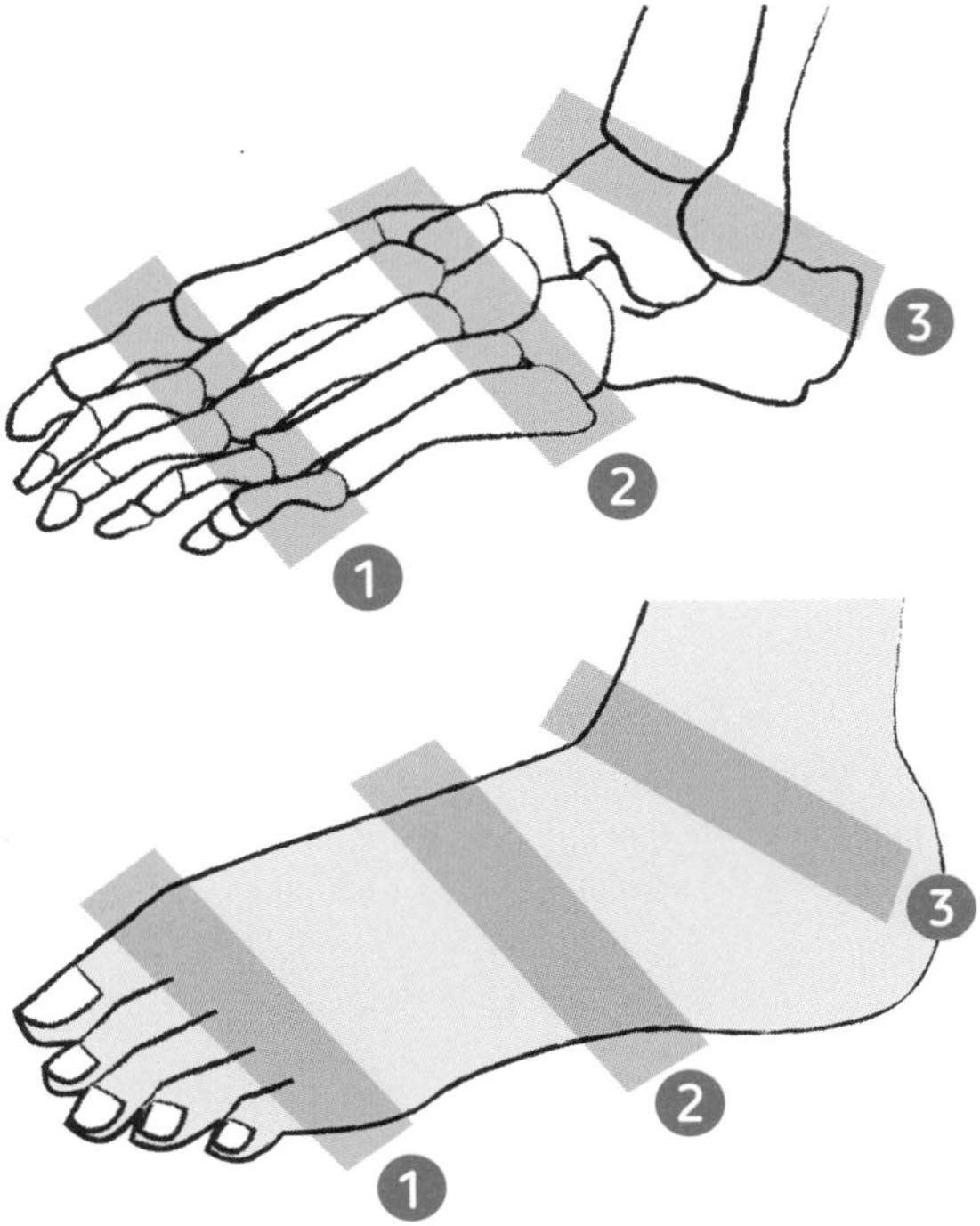

① 指の付け根にある関節　② 盛り上がった部分の関節

③ 足首の関節

踵を固定し、足先のほうから順に関節をストレッチする。

横に揺らす　回す　引っ張る

❶ 指の付け根にある関節

❷ 盛り上がった部分の関節

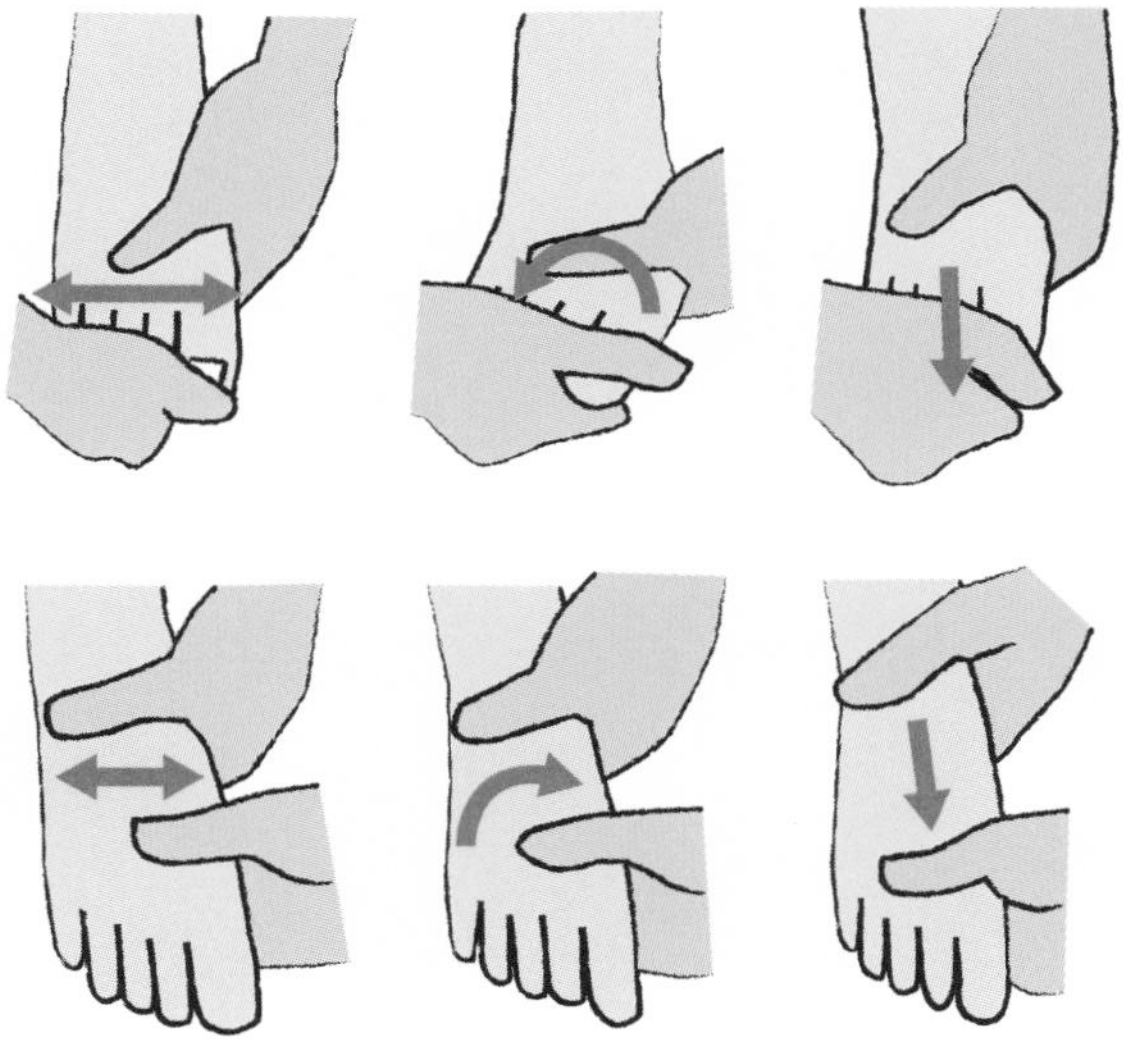

❸ 足首の関節

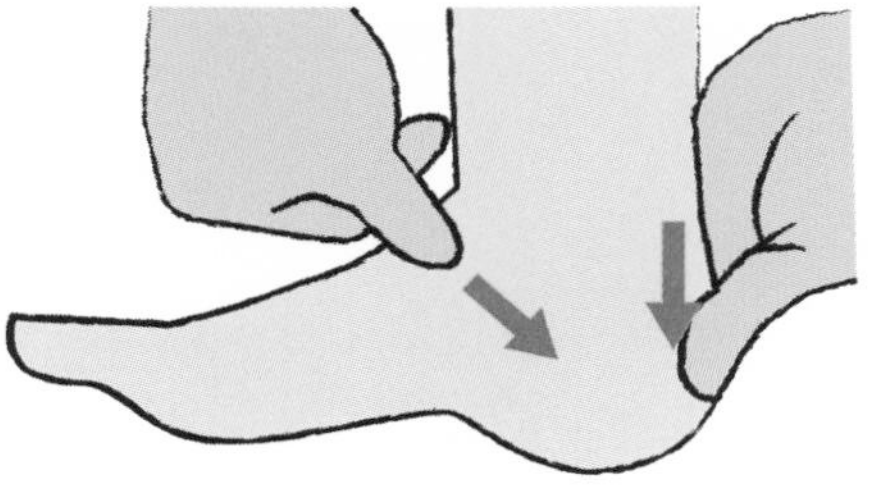

足首の前のくぼみから踵に向かって押しながら、かかとの骨を下に引っ張る。

❶❷…各動きを
左右10秒ずつ
❸…**左右10秒ずつ**

1日3回

朝立ち上がる前、昼間、
お風呂上りに行う

4つの効果

効果1 スクリューホーム運動が起こりやすくなる

スクリューホーム運動と同じような筋肉や関節の動きをして、ひざにその感覚を再び覚え込ませることが大切。あくまで補助的だが、あえて習慣づけることでひざ痛の改善を促す。

効果2 ひざの軟骨の修復が早まる

変形性ひざ関節症にはアボカドとチョイひざトレがおすすめだが、ストレッチを加えるとさらなる効果が見込める。すり減ってしまったひざの軟骨の修復にも一役買っている。

効果3 ひざの痛みが軽快する

スクリューホーム運動の習慣づけをすることで、ひざの痛みが軽快する。変形性ひざ関節症患者に必須のチョイひざトレと併用することで、ひざの痛みがさらに軽減する。

効果4 壁もたれペッパー警部風スクワットと併用すると効果大

このストレッチはスクリューホーム運動を起こしやすくするためのもの。同様にスクリューホーム運動を起こりやすくするための「壁もたれペッパー警部風スクワット」と並行して行うと効果がアップする。

爪先60度ストレッチ
のやり方

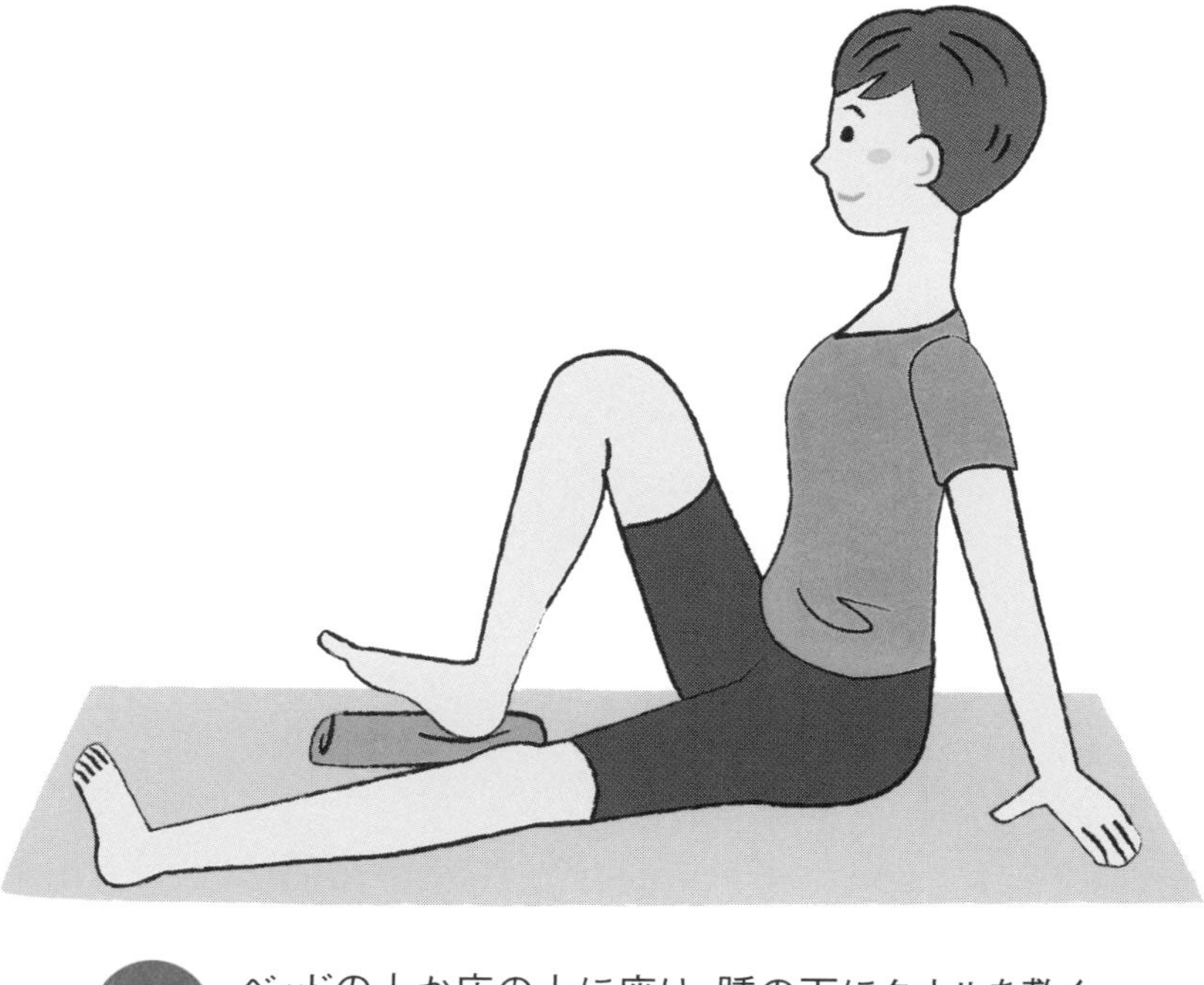

1 ベッドの上か床の上に座り、踵の下にタオルを敷く。このとき爪先はまっすぐ前に向ける。ひざをできるだけ曲げて、足を体に引き寄せる。

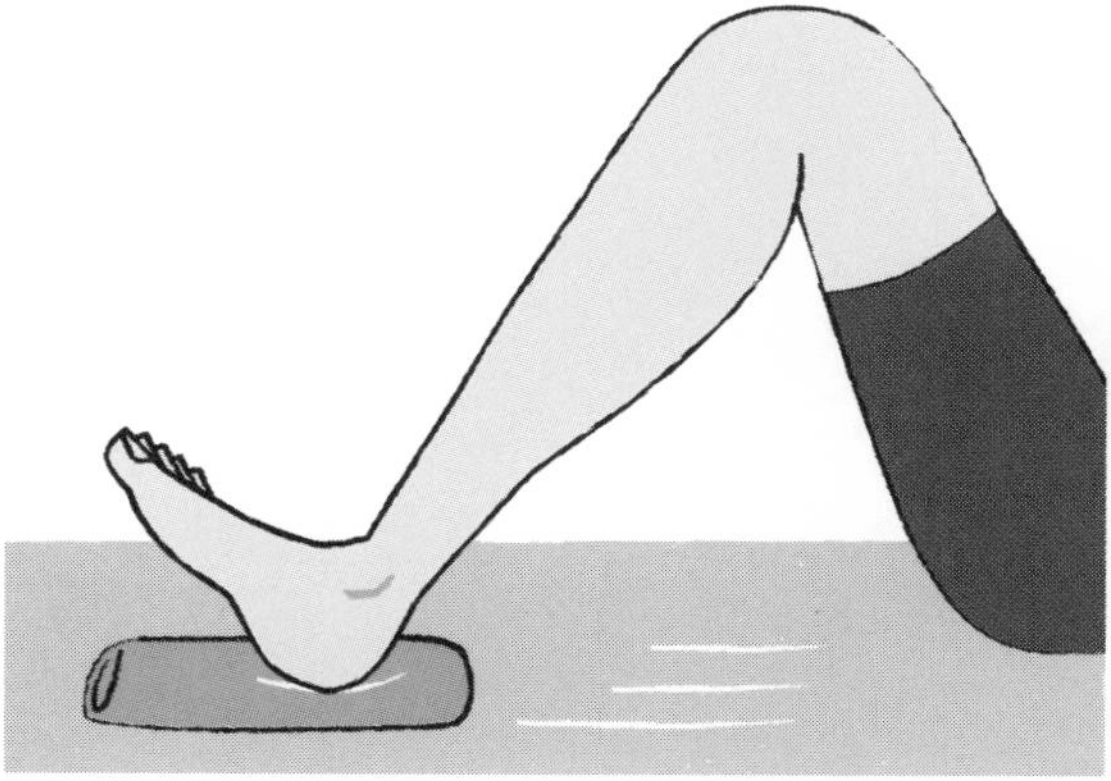

2

タオルをゆっくり滑らせ、ひざを伸ばしながら少しずつ爪先を外側に傾ける。

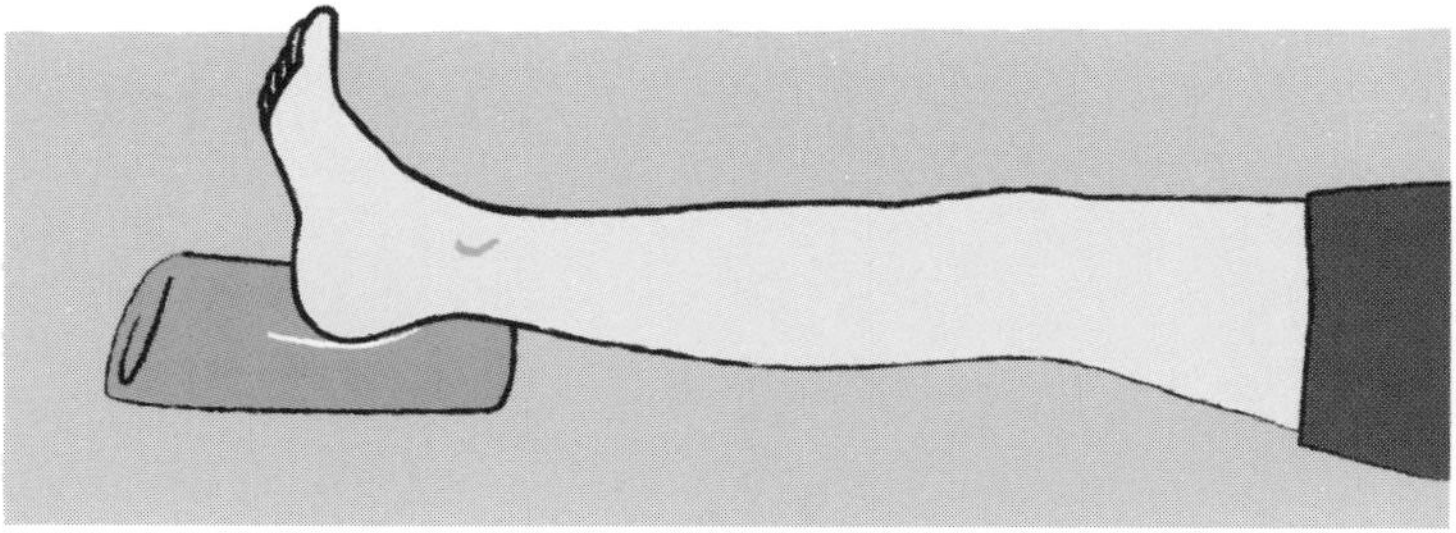

3

爪先が60度外側に傾いたときに、ひざを伸ばしきる

❶〜❸を
左右30回ずつ
朝と夜

ストレッチで痛みの悪循環を断ち切ろう

変形性ひざ関節症になってひざがまっすぐ伸びなくなると、ひざの回りの筋肉が曲がった状態で凝り固まってしまい、動かすと痛みが出ます。

痛みがあると、知覚神経が刺激され、脊髄《せきずい》を通って脳に情報が伝わります。そのとき脊髄では、意思とは無関係に内臓や血管の働きを支配する自律神経《じりつしんけい》のうちの交感神経《こうかんしんけい》（興奮したときに働く神経）が刺激され、血管の収縮や筋肉の緊張が起こります。痛みのある部分の筋肉がさらに凝り固まり、痛みがより強くなります。

これが悪循環となって、痛みが悪化していくのです。ストレッチは筋肉を伸ばすことで凝りを改善し、痛みの悪循環を止める効果があります。

ストレッチで痛みの悪循環を止めよう!

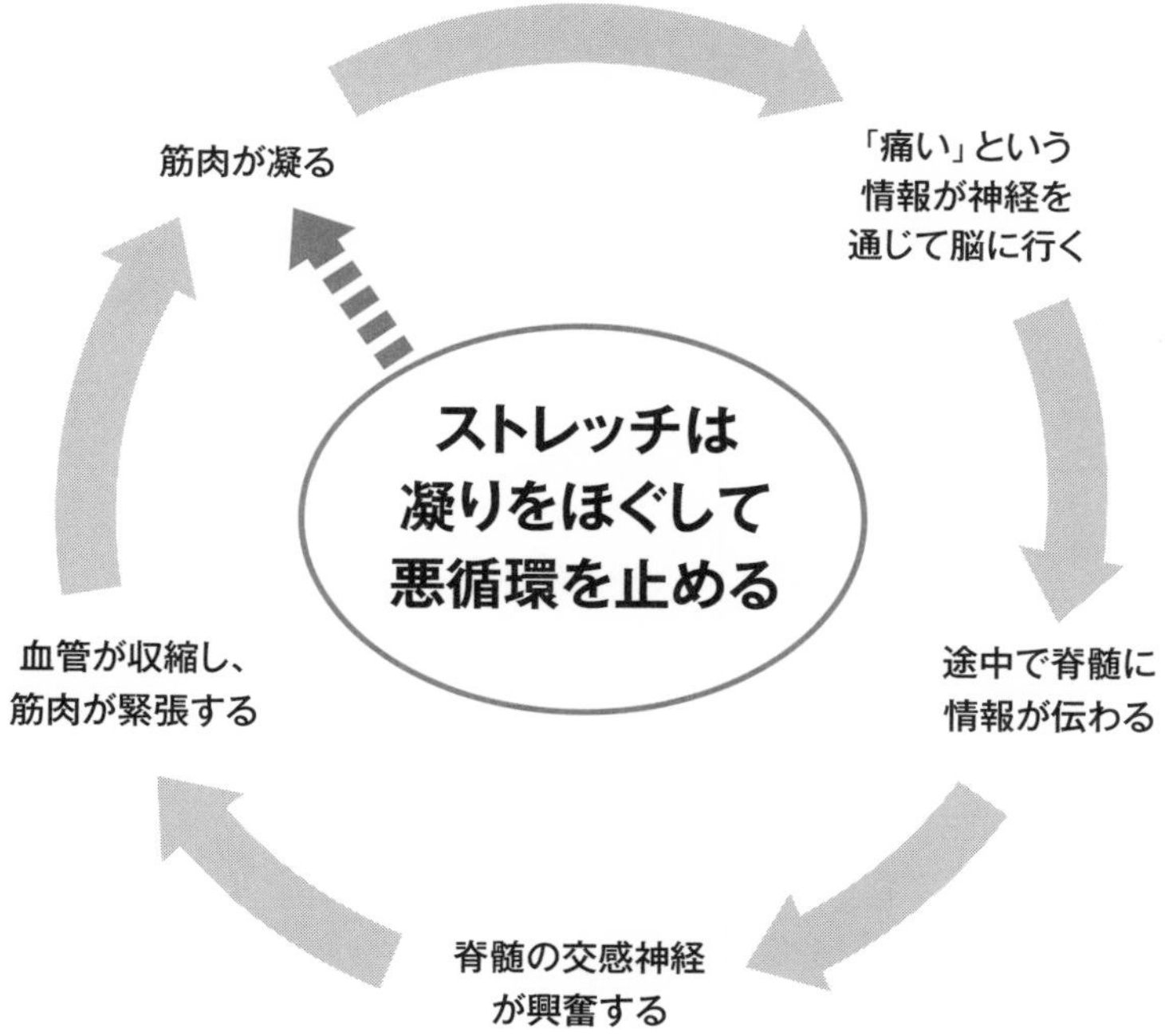

変形性ひざ関節症由来の痛みに凝り由来の痛みが加わる。ストレッチで断ち切りたい。

自分のかかとでひざ内側の筋肉をほぐす「かかと押しストレッチ」をしよう

変形性ひざ関節症ではひざが曲がったままで伸びにくくなるため、ひざの裏側の筋肉が凝って痛くなります。また、**内側で半月板が割れ、その破片が飛び出して側副靭帯の中の神経を圧迫するので、ひざの内側のやや裏側が痛くなる人が多い**ようです。そこで、半月板の破片を元に押し戻すと同時に筋肉をストレッチするのが効果的です（注1・戸田）。

最近、私が患者さんにおすすめしているのは、自分のかかとを使ってひざの内側を裏から斜め前に向かってストレッチする方法です（P116〜117）。踵は丸みがあるし、手で圧迫するよりも足で圧迫したほうが力は強いうえ、圧迫する側の脚の筋トレにもなります。

「足の関節ストレッチ」でひざの横揺れを予防しよう

ある研究で、足指の関節にストレッチをしてから、体の揺れの度合いを測る重心動揺検査を行いました。その結果、目を閉じた状態での体の揺れは時間経過とともに減少しました（注2・戸田）。その理由は、足指の関節ストレッチによって足の感覚が鋭くなり、足からの情報が増加し、目を閉じた状態でも重心動揺が減ったためでしょう。

私たちの研究では、**変形性ひざ関節症の患者さんは健康な人に比べて重心動揺性が強い**という結果が出ています（注3・戸田）。

重心が動揺すると、序章で解説したようにひざの横揺れ（内反スラスト）が起こり、軟骨がすり減ります。だから、ひざの横揺れを予防するためにストレッチで足の関節をやわらかくしましょう。

足には横向き（列）に走る大きな関節が3つあります。足先からひとつ目は**指の付け根の関節**です。ふたつ目は**足の甲で骨が盛り上がった部分（小さな靴を履くと靴ズレを起こす部分）にある関節**。3つ目は**足首の関節**です。この3つの関節をストレッチします（P120〜121）。

足のストレッチでは原則、利き手で関節を動かし、反対の手で足を固定するのが基本です。

指の付け根の関節ストレッチでは、利き手で足の指5本をつかみ、反対の手で親指を足の甲にある骨の盛り上がった部分に当て、横から足を握ります。

盛り上がった部分の関節のストレッチでは、利き手親指で甲の少し手前を押さえるようにつかみ、反対の手で足首の手前を固定します。

足首の関節ストレッチでは、利き手の親指で足首の前のくぼみから踵に向かって押しながら、反対の手で踵の骨を下に引っ張ります。

ひざにスクリューホーム運動を思い出してもらおう

脚は、歩くときのひざの横揺れを防ぐため、ひざが曲がった状態からひざが伸びていく際、大腿骨に対して脛骨が少し外側に回転するスクリューホーム運動が起こります。

しかし、変形性ひざ関節症の患者さんではその運動が起きにくく、ひざにかかる負担が大きくなります。

ベッドの上でひざを曲げ伸ばしする筋肉のストレッチをするときにも、スクリューホーム運動を採り入れましょう（P124〜125）。大腿骨に対して脛骨の噛み合わせを良くするストレッチが古賀良生先生の書籍にも紹介されています（序章注2・古賀）。

ひざにスクリューホーム運動を思い出してもらう訓練でもあります。

第4章 まとめ

1 変形性ひざ関節症では、ひざが曲がったまま、ひざ回りの筋肉が凝り固まってしまって痛みが増す。

2 ストレッチは、ひざ回りの筋肉が凝り固まって起こる「痛みの悪循環」を断ち切るために行う。

3 「かかと押しストレッチ」は、自分の踵を使って、もう片方のひざ回りの筋肉をほぐす。

4 「足の関節ストレッチ」は、足の３つの関節をほぐすことで、ひざの横揺れを防ぐ。

5 「爪先60度ストレッチ」で忘れてしまったスクリューホーム運動をひざに思い出してもらう。

第5章

痛みを楽にするお助けグッズを利用しよう

ひざの痛みをやわらげる３種の神器をご紹介！
効果的かつ経済的です。

ひざサポーターの役割は温めではなく脳に行く信号を増やすこと

履く形のサポーターを、ひざを冷やさない目的で着けている方が多いようです。しかし、**ひざサポーターの役割は温めることではありません。バンドで締めている感覚で、ひざから脳に行く信号を多くすること**です。受験生が鉢巻きを巻いて頭を冴えさせるのに似ています。

合成樹脂を織り込んで皮膚の温度を逃さないようにした履く形のサポーターと、同じデザインの保温効果のない木綿でつくった履く形のサポーターの変形性ひざ関節症に対する効果を比較したところ、統計学的に効果の差はなかったという報告があります（注1・Mazzuca）。

変形性ひざ関節症に、サポーターの保温効果の有無は関係ないのです。

ひざの感覚を鋭くするためにサポーターに穴をあけよう

自宅にある段差ならば、いちいち下を見なくてもまたぐことができる人は多いと思います。この「目で確かめなくても、ひざを的確な角度に曲げて足を段差がまたげる位置に上げることができる感覚」を**位置覚**《いちかく》といいます。

目で確かめなくてもひざの皮膚が受ける空気の流れからの情報が脳に伝わり、脳がひざをどれぐらい曲げるのが適切かを判断してくれるのです。

ところがこの位置覚、ひざが痛くない人に比べて、変形性ひざ関節症の患者さんで鈍くなることがわかっています（注2・Pai）。

本書執筆時（2020年）、アメリカで発売された蜘蛛の巣状に穴のあいたサポーター（蜘蛛の巣状フレース）が注目されました。**皮膚がすべて布でおお**

われているより、一部露出しているほうがひざの感覚が鋭くなるからです。

変形性ひざ関節症患者さんを蜘蛛の巣状サポーターを着けるグループと着けないグループに分けて治療効果を比較したアメリカの研究結果によると、治療成績の良かったのは明らかに蜘蛛の巣状サポーターを着けた患者さんの方でした（注3・Kwaees）。しかし、蜘蛛の巣状サポーターは特殊な樹脂を使っているなどの理由で、非常に高価です。そこで私は、自家製の穴あきサポーターをつくってみました。

変形性ひざ関節症患者さんにまず目をつむってもらい、ひざの裏に支えの枕を入れて正確に60度曲げた状態を覚えてもらいます。続いて、サポーターを着けていない状態、穴なしサポーターを着けた状態、そして穴あきサポーターを着けた状態で「60度になるまでひざを曲げて」といい、それぞれの状態で60度の位置とのズレを計測しました。その結果、60度とのズレは、穴あきサポーターを着けた状態がいちばん少なかったのです（注4・戸田）。

穴あきサポーターの比較

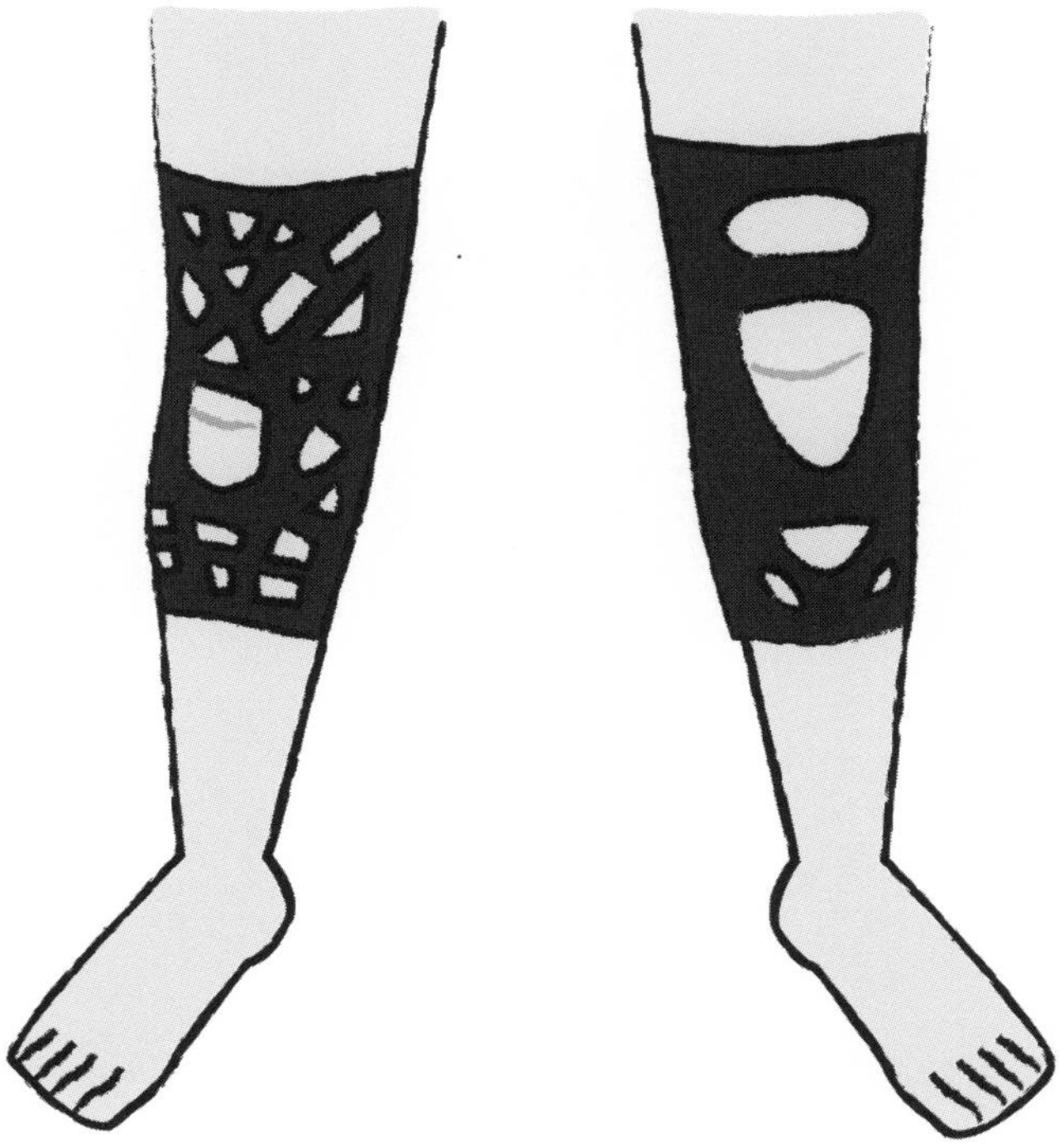

蜘蛛の巣状ブレース
（アメリカのドンジョイ社製
OA Reaction）

自家製穴あきサポーター

バンドで締めてお皿を露出するサポーターを選ぼう

ご自身でサポーターに穴をあけるのはむずかしいので、初めから穴のあいているバンドで締めてお皿を露出するサポーターを選びましょう。

バンドで締めてお皿を露出するサポーターには2種類あります。前面に穴のあいた本体をひざに当てて前バンドを1周巻くタイプ（水がたまりやすい人におすすめ）と、後ろから包み込むように半周巻くタイプ（しゃがんだり、正座をしたりする必要のある方におすすめ）です。

私は、ひざの水を抜く前と抜いた1週間後で、サポーターによって水のたまっていた部分の断面積に違いが出るか調べました（注5・戸田）。その結果、前から巻くタイプのサポーターによる縮小率がダントツでした。

バンドで締める、お皿が露出するものを選ぼう

前から
巻くタイプ

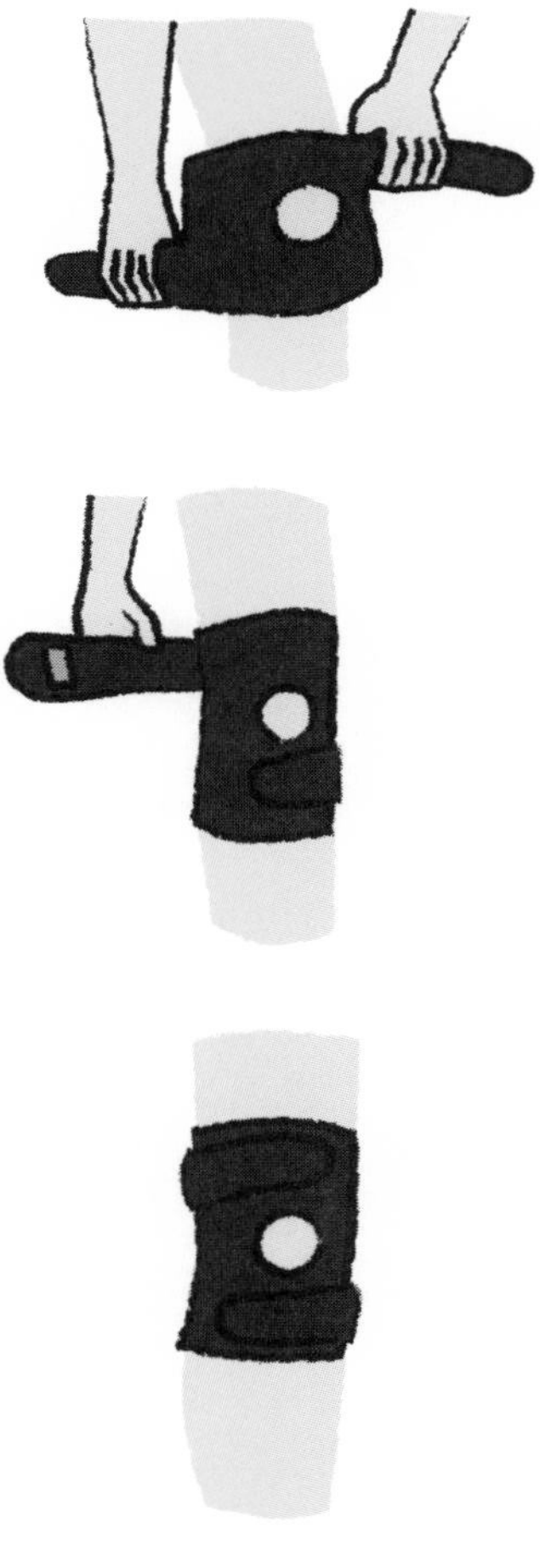

後ろから
巻くタイプ

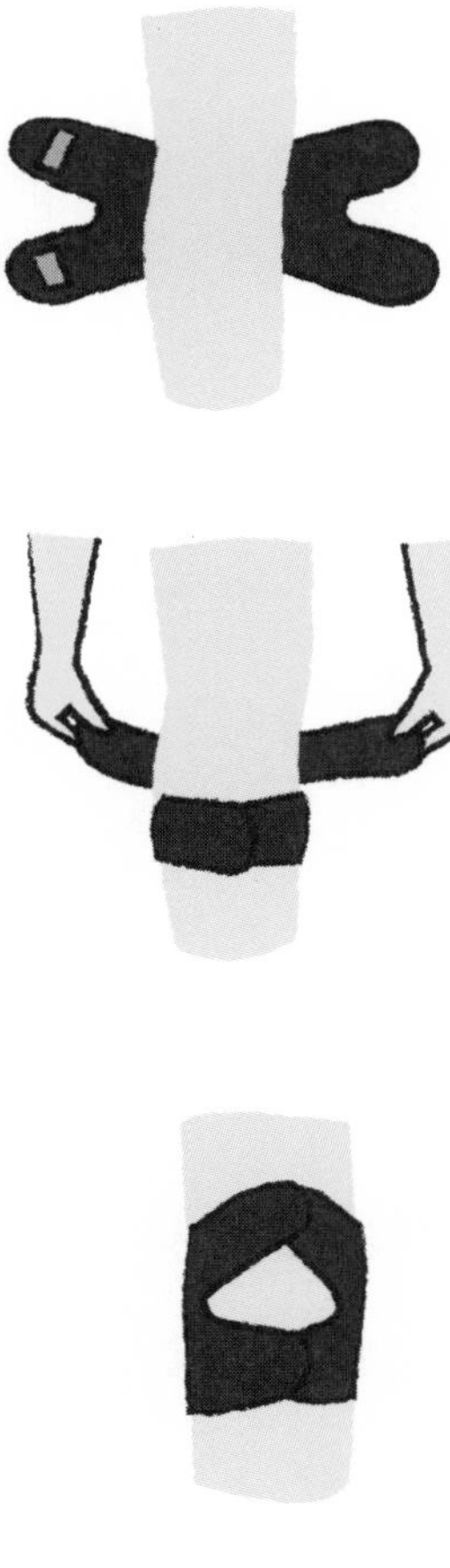

ひざの負担をやわらげてくれる足底板（靴の中敷き）を使おう

変形性ひざ関節症はひざが曲がった状態で全体重がかかるため、O脚が膨らむ方向に押し出す力が強くなり、特にひざの内側で軟骨が擦れ合い、すり減ってきます（P25～26）。

そこで考えられたのが、**靴の中に敷いて足の角度を変える足底板（靴の中敷き）**。変形性ひざ関節症の痛み対策を目的とした足底板は、外側（小指側）が高くなった楔《くさび》状になっているので、**「外側楔状足底板」**といいます。

足の小指側を少し底上げすると足首が内側に入り、地面からの反発力がひざの外側に移動します。すると、**ひざの内側の痛い部分にかかる負荷が減るため、痛みが軽減するのです**。

足底板のひざ痛に対する効果

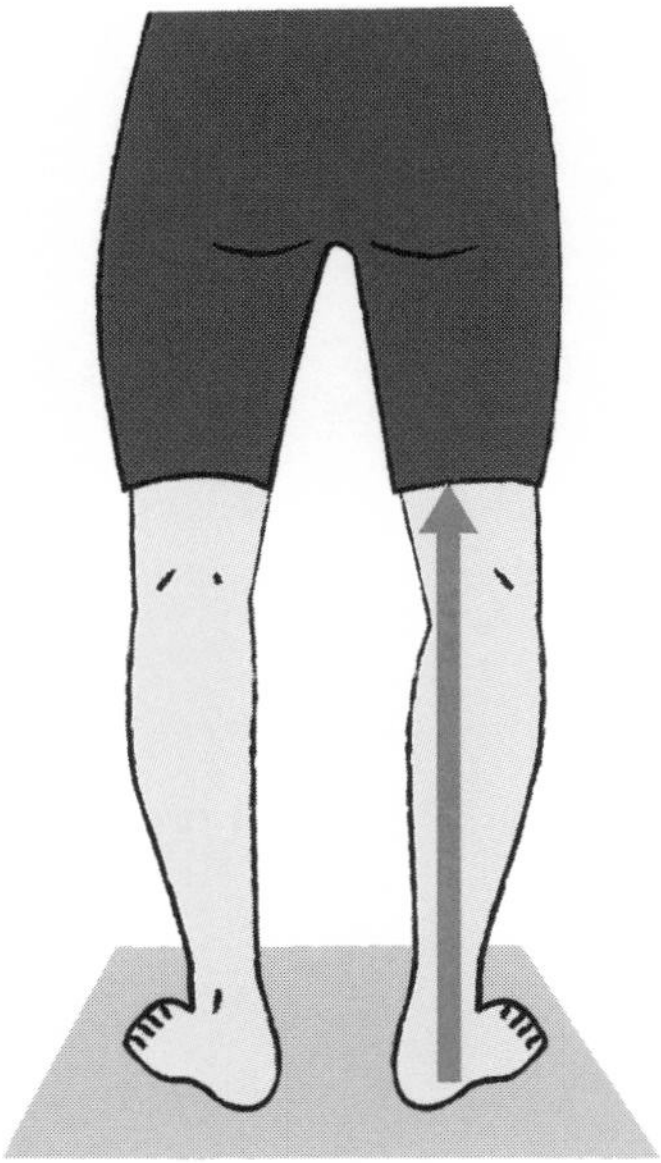

O脚の人は、地面からの反発力がひざの内側の痛い部分を通る

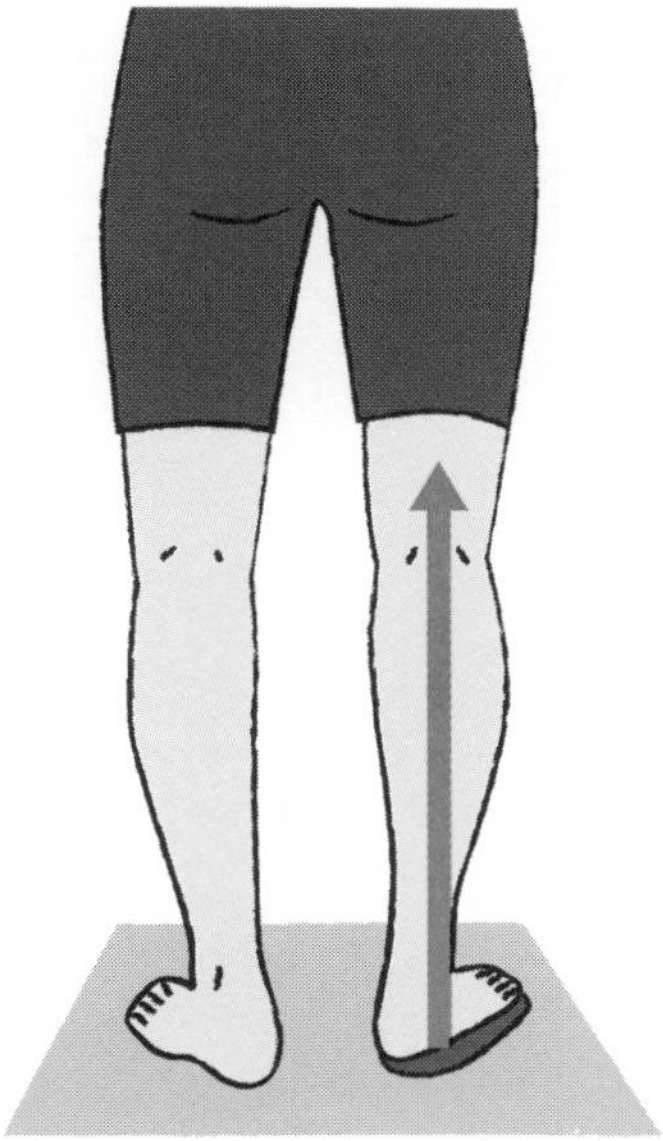

足底板で足の外側を高くすると、地面からの反発力がひざの外側にずれ、痛みが軽くなる

高価な採型装具でなくても使い捨ての足底板で十分

整形外科の診療所に行くと、医師の指示で義肢装具士さんが足型をとって外側楔状足底板をつくってくれることがあります。

この足型をとってつくる足底板（採型足底板といいます）の値段は、片側で基本価格が1万8000円、熱可変性樹脂費が6900円で計1万7700円（保険3割負担の場合、患者さんの負担額は5310円）になります。つまり、採型した足底板の左右両足の値段は計3万5400円と高価です（注6・浅井）。

しかも、義肢装具士さんが必ずしも手づくりしているとは限りません。某義肢製作所が市販の装具を採型装具と偽り、療養費払いで保険請求していたという不正（不適正請求件数1642件、金額1億1694万9537円）が発覚したこともあります（注7・健康保険連合公表資料）。

また、メルボルン大学のBennell先生らによる同じ患者さんの1年後の追跡調査では、「採型足底板をつくった患者さんたちと、平坦な足底板だけを入れていた患者さんたちでは、ひざ痛の度合いにほとんど変化がなかった」と報告しています（注8・Bennell）。

採型足底板を1年間連続使用した患者さんと、100円ショップで購入した既製品の足底板を毎月買い替え、そのつど足型に合わせて切って使用した患者さんとで治療効果を比べてみたところ、100円ショップ足底板の人のほうがリキーネ先生の質問票の改善点数が良かったのです（注9・戸田）。

どんなに高価な足底板も使っているうちにすり減ってきます。ディスポーザブル（使い捨て）な足底板をまめに入れ替えたほうが効果的かつ経済的です。

「足首バンド付き足底板」でO脚を矯正しよう

外側楔状足底板は、確かにひざの痛みを軽減するのに役立ちますが、たとえ**足底板によって足首が内側に傾いても、O脚は矯正されません**。

そこで私は、**足底板を使うときに足首をサポーターで固定すれば、O脚も矯正され、ひざ痛がより楽になる**のではないかと考え、開発したのが**「足首バンド付き足底板」**です。これを装着すると、足首が内側に傾かないので、O脚が平均3・4度矯正されます（注10・Toda)。

ただし、たった平均3・4度ですから、見た目のO脚は矯正されません。あくまで治療用の装具です。足首サポーターと足底板が一体になった「足首バンド付き足底板」はネット通販などで購入することができます。

足首バンド付き足底板

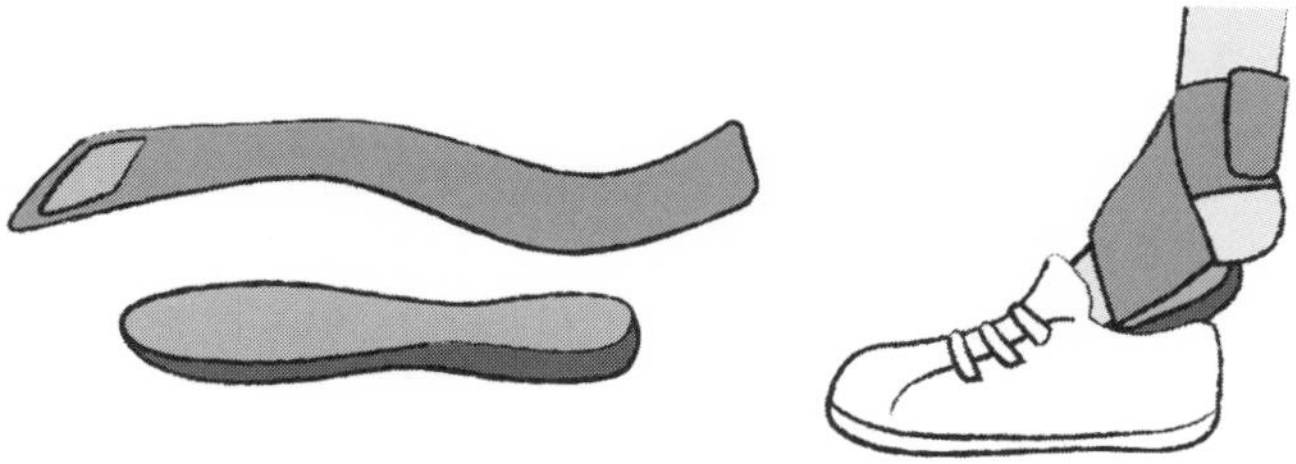

足首をバンド型のサポーターで固定しながら足底板を入れる

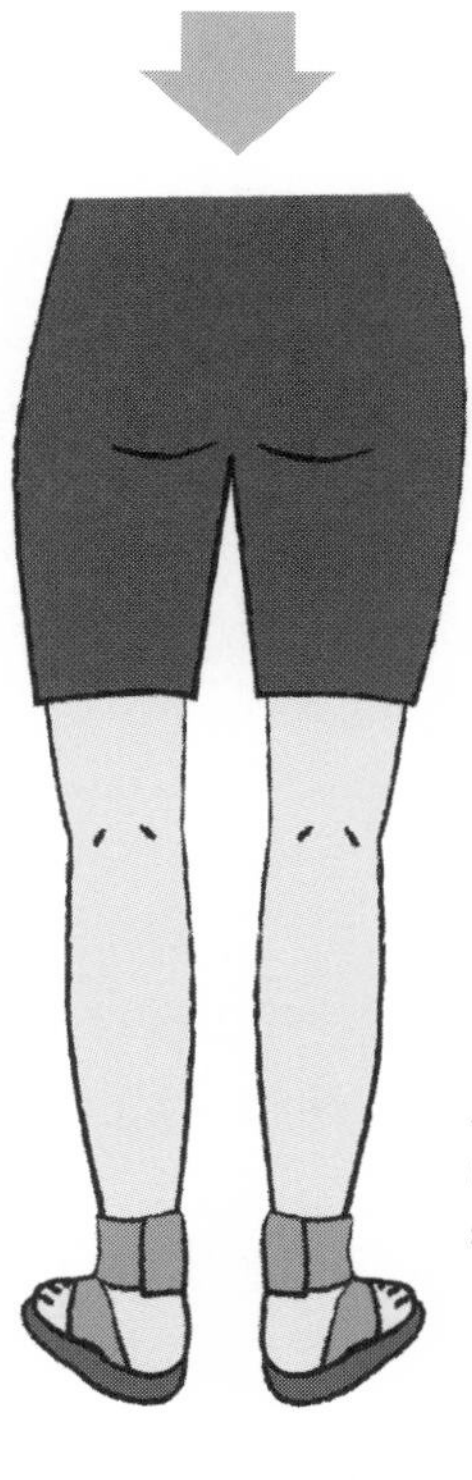

足首が固定されている
ので、わずかだがO脚
も矯正される

第5章 まとめ

1 ひざサポーターの役割はバンドで締めている感覚で、ひざから脳に行く信号を多くすること。

2 サポーターは位置覚が研ぎ澄まされるよう、お皿の部分などが露出しているものが良い。

3 靴の中に敷いて足の角度を変える中敷き「外側楔状足底板」は、痛みが軽減する。

4 100円ショップの足底板をそのつど自分の足型に合わせて切って使えば、効果的かつ経済的。

5 「足首バンド付き足底板」は足首を固定し、O脚をわずかながら矯正してくれる。

第6章

体験談
たった2週間で痛みが劇的改善

1日半分のアボカドを食べ続け
ひざ痛や股関節痛を克服！
その体験談をご紹介します。

体験談❶

人工股関節の違和感はもちろん毎日のアボカドと軽い運動やストレッチでひざの痛みがなくなりました

神奈川県在住　安孫子勝子さん（84歳）

私は先天性の変形性股関節症で、10年ほど前に両脚とも人工股関節の手術をしました。年齢がいってからの手術だったので、長い入院生活を送り、リハビリにも時間がかかりました。退院してからも歩くことが困難で、2本の杖が手放せない毎日。

体中に力が入るせいか、ひざまで痛みを感じるようになってしまいました。手術でやっと股関節の激しい痛みから解放されたと思ったら、次はひざの痛みに悩まされるという、まさに「一難去ってまた一難」状態。

もともとウインドウショッピングや散策が好きで、しょっちゅう外出していたのですが、ひざの痛みがひどくなり、近所のスーパーに行くのも辛いほど。「また手術？　長い入院生活を繰り返すの？　あの苦しいリハビリも？」と気分は落ち込むばかり。


そんなとき、戸田先生の出ているテレビ番組を拝見しました。

その内容は「アボカドを食べればひざの痛みが改善する」というもの。手術なしで、つまり自力で変形性ひざ関節症や変形性股関節症を治すわけです。しかも、それをすすめていらっしゃるのは、ひざ関節の第一人者でもある戸田先生です。「もしかしたら治るかも」と藁《わら》にもすがる思いで、次の日から1日半分のアボカドを食べるようにしてみました。

いろいろな調理方法を試してみましたが、私は上質の塩をかけただけで生のまま食べたり、お味噌汁に入れたり、野菜炒めに入れたりするのが好きです。飽きないように、いろいろ工夫するのも楽しみになりました。

もちろん、毎日アボカドを食べながら、戸田先生推奨の軽い運動やストレッチもできる範囲でしました。「パチパチもも上げ」や「四股ステップ」、「かかと押しストレッチ」「足の関節ストレッチ」「爪先60度ストレッチ」などは、もはや私の習慣となっています。

ちょうど3週間くらい経ったころでしょうか。

痛みがあったことを忘れるくらい、スムーズに歩けるようになったのです。正直、自分でもびっくりしたほどです。「もしかしたら治るかも」という藁にもすがる思いは、「1日半分のアボカドと軽い運動やストレッチで、病院に行かなくても治る」という確信に変わりました。

現在ではすっきりと痛みから解放され、ぎくしゃくしていた人工股関節の違和感もほとんどなくなりました。以前は2本の杖がないと歩くことができなかったのに、今では杖を持つのも忘れてしまうほどです。そして、毎日お出かけできるようになりました。

テレビで素晴らしいお話をしてくださった戸田先生に感謝です！

これからもアボカドを食べ続け、習慣となった運動とストレッチを続けていこうと思います。

体験談❷

アボカドを半年食べ続けた結果 階段を下りるときのズキズキする痛みが 嘘みたいに解消されました

東京都在住　吉野愛子さん（77歳）

病気も怪我もなく、長年元気に暮らしていましたが、２０１６年の秋くらいからひざに痛みを感じ始めました。最初は階段を下りるときだけ少し痛むくらいでしたが、しばらくするとズキズキする痛みが常につきまとい、平坦な道を歩くことも辛くなってきました。

主治医の先生に診断していただいたところ、加齢によるひざ関節症で、関節が固くなってきているから仕方がない、とのことでした。

生活がままならない状態でしたから、ヒアルロン酸の注射を打ちつつ、リハビリを1年間続けることになりました。

ところが、悪化こそしませんでしたが、期待していたようにひざの痛みがなくなることもなく、ちょっぴり残念な結果に。

そこで、グルコサミンなどのサプリメントを飲むようになったのですが、それも効き目は感じられませんでした。

そんなとき、娘がお料理教室の先生（藤沢セリカ先生）から「アボカドがひざの痛みにいいらしい」という話を聞き、私に教えてくれたのです。

その日からアボカド生活が始まりました。アボカドはもともと好きな食べ物だったので、抵抗もなく1日半分か1個を食べ続けられました。

ちなみに、私のお気に入りは、①アボカドを細かく切って納豆に入れて混ぜ、豆腐にかける「アボカド納豆豆腐」、②サラダにのせた「アボカドサラダ」、③グラタンにして焼いて食べる「アボカドグラタン」です。

運動も大切だと娘から聞いていたので、娘がセリカ先生から教えていただいた太ももの筋肉を鍛えるような軽い筋トレを続けました。

筋トレといっても、もうこの歳ですから、あまり激しいものはできません。そもそも運動ぎらいなので、日常のストレスになるようだと長続きしません。でも、足踏みしながら太ももを水平まで持ち上げる運動はストレスになりませんでした。道具も必要ないですし、その場ですぐに始められます。今では毎朝起きてからの習慣のようになっています。

2週間ほど経ったころでしょうか。

階段の上り下りで痛みがあまり気にならなくなり、半年くらいでひざに残っていた違和感がなくなりました。

アボカドを食べ始めて（軽い運動もするようになって）約1年が経とうとしています。今ではまったく痛みはありません。毎日の暮らしはもちろん、ウォーキングも支障なくこなせるようになりました。

もうヒアルロン酸注射もサプリも必要ありません。

ひざの痛みに困っていたことが嘘みたいに快適です。

これからもアボカドを食べ続け、習慣となった軽い朝トレも続けていこうと思います。

体験談❸

あのひざ痛から解放！おいしいアボカドで自転車もスイスイ昔の自分に戻れました

栃木県在住　井上玲子さん（73歳）

70歳を過ぎてからひざに痛みを感じるようになりました。

最初は自転車に乗るとき「少し動かしづらいかな」という程度でしたが、次第に自転車をこぐことができなくなり、最終的には歩行困難に。

2階に寝室があるのですが、激痛のため階段の上り下りができず、1階のソファーで寝るようになりました。痛くて2階に行けないからしかたがないのですが、ソファーでは熟睡することもできず、ストレスはたまるばかり。

病院に行っても、痛み止めの薬を出してもらうかヒアルロン酸の注射を打ってもらうかの応急処置のみ。そのときは痛みが少しやわらぐのですが、時間が経つと痛みがぶり返し、痛みから完全に解放されることはありませんでした。

そんなとき、美容師をしている娘が常連のお客さんに「アボカドがひざの痛みをやわらげる」という話を健康雑誌の戸田先生の記事で読んだと教えてくれました。その常連さんもひざ痛に悩まされていたけれども、実際に改善して今では快適な生活をしているといいます。娘は私のひざを心配して、詳しく聞いてきてくれました。

雑誌の記事によれば、1日半分のアボカドを毎日食べ続け、軽いひざトレとストレッチを続けると、ひざの痛みが劇的に改善するというのです。

アボカドの成分がひざのすり減った軟骨を修復してくれるのだとか。専門的なことはよくわかりませんが、たったそれだけで痛みから解放されるのであれば試してみたいと思いました。

そんなわけで、早速、近所のスーパーに行き、アボカドを買ってきました。毎日半分食べて、ひざトレとストレッチもやり続けましたが、1週間経ってもあまり効果はありませんでした。

でも「もしこれで良くなるなら」と期待を胸に、その後もアボカドを食べ続け、ひざトレとストレッチを続けました。

1ヶ月が経ったころのことです。

なんとか階段の上り下りができるようになり、2階の寝室に行けるようになったのです。

今はアボカドを食べ始めて半年ほど過ぎたところです。

まだ少しひざに違和感はありますが、以前のように自転車に乗ることもできるようになりました。アボカドってすごい！

もともとアボカドは好きでも嫌いでもなく、わさび醤油で食べるとマグロの大トロの味がするという程度の知識しかありませんでした。あまり食べる機会がなかったように思います。でも、今ではかなりレパートリーも増え、毎日食べても飽きません。わさび醤油で和えたり、マヨネーズをつけたり、豚肉と炒めたりして食べています。

まだまだ元気に活動したい、100歳まで頑張るぞー、という意欲がわいてきたのは、アボカドのおかげです。

column

ヒールの高さはたった3.8cmでもひざの軟骨をすり減らす

最近はフローリングでの生活が増えたせいでしょうか。装飾性に富んだ見映えのよいルームシューズがたくさん出ていますね。そこそこの高さのあるヒールがついたタイプもあるようですが、ひざへの影響はどうなのでしょう？　どのくらいのヒールならひざに負担がかからないのでしょうか。

ヴァージニア大学の研究では、歩いているときひざにかかる力は、3.8cmのヒールを履いて歩いたときは裸足で歩いたときよりも統計学的に明白に大きくなりました（注１・Kerrigan）。

3.8cmといえば、手の小指の先から第２関節くらいまでの長さです。たったこれだけでひざにかかる力が大きくなるのです。

一方、0.8cmのヒールの靴を履いたときには、ひざにかかる力は裸足のときと変わらなかったそうです。

そう考えると、いくらルームシューズとはいえ、あなどれません。ひざのためには高さのほとんどない0.8cmくらいのヒールを選ぶのが賢明です。外出用の靴でも内履き用の靴でも、「ヒールの高さは3.8cmでも膝の軟骨をすり減らす」と覚えておきましょう。毎日履く靴だからこそ、そんなひざをケアする習慣づけが大切です。

最終章

整形外科のかかり方とこれからのひざ痛治療

良い整形外科医とは？　ひざの水を抜いたら？
そしてこれからのひざ痛治療はどうあるべき？

整形外科にかかるなら食事と運動指導が丁寧な病院に

整形外科をどう選んだらいいのか、よく質問を受けます。

大学病院の整形外科は地域の診療所からの紹介状を持ってきた患者さんを手術で治すことが多いようなので、いきなり大学病院に行くのではなく、まずは整形外科診療所で手術なしの治療を受けることをおすすめします。

一般の病院でも簡単に「人工関節に換えましょう」という医師には要注意。というのも、人工関節置換術は、成功した場合は良いのですが、痛みが残った場合、異物が関節の中に入っているので、雑菌が入る可能性のあるヒアルロン酸などの関節内注射ができません。まずは**食事と運動を丁寧に指導してくれる整形外科**を選び、そこから適切な病院を紹介してもらってください。

ひざの水を抜いたらサポーターで固定しよう

いわゆる「ひざの水」というのは、関節液のことです。粘り気のある液体で、関節の潤滑油のようなものです。ひざ関節内に炎症が生じると、この関節液が増加します。これがいわゆる「ひざに水がたまった」状態です。

ひざに水がたまったら、抜いたほうが良いでしょう。

関節液がたまると関節包（P21）も膨らみます。「癖になるのでは？」とよく聞かれますが、風船と同じで何度も膨らんでいると、袋がやわらかくなって膨らみやすくなります。その状態が「癖になる」です。

だから**水を抜いた後はお皿の露出したサポーターでしっかり固定して、関節包を膨らみにくくすることが大切**です

ひざくずれを何度も起こすなら人工関節置換術がおすすめ

変形性ひざ関節症が進行してくると、ひざの横揺れや前後方向の揺れを防ぐ靱帯がゆるんできます。スクリューホーム運動が機能しないため、平坦な道なのに突然ひざが「ガクッ」と曲がり（ひざくずれ）、バランスをくずして、**ひどいときには転倒して骨折することもあります。**

私が100人の変形性ひざ関節症の患者さんにひざくずれと転倒骨折の経験があるか聞いたところ、ひざくずれ経験者35人中で転倒骨折経験者は12人（34%）、未経験65人の中ではわずか2人（3%）でした（注1・戸田）。

そういう患者さんには、**骨折を防ぐために人工関節置換術などの手術を受けることをおすすめします。**

ひざ痛や股関節痛がない人も今できる予防に取り組もう

最近、再生医療という言葉をよく耳にしませんか？

実際、私の周囲にも再生医療に期待している人たちが多いようです。

たとえば、**現在40歳の方が高齢者になるころには、再生医療でひざの痛みが治るようになるかもしれません。**


２０２０年現在、若いスポーツ選手のひざの軟骨損傷に対する再生医療では、社会保険が適用されるケースもあります。

ただ、高齢者のひざの痛みの主な原因である変形性ひざ関節症の再生医療に関しては、軟骨損傷の範囲が広く、損傷場所も多岐にわたるため、現時点では社会保険の適用はありません。

また、保険適用になったとしても、規制が厳しくなると私は考えます。というのも、日本人の4人に1人もいる変形性ひざ関節症の患者さん（序章注1・吉村）の全員が高額な再生医療を受ければ、社会保険が破綻する可能性があるからです。

私は100人以上の変形性ひざ関節症患者さんに多血小板血漿（PRP）による自費治療を行ってきました。第1章にも記したように、PRPは運動習慣のある患者さんのほうが、ない患者さんより良く効きました（第1章注7・戸田）。また、運動習慣のない人でもPRPの採血前にエアロバイクをこげば、血小板の数が増え、PRPの治療効果が上がりました（注2・戸田）。

つまり、医療の進歩とその**社会保険適用をあてにして予防する努力を怠る人が増えれば、将来値段の高い治療を受ける人の数が増え、社会保険が破綻してしまいます**。もしあなたが現在アラフォーなら、社会保険適用をあてにするのではなく、あなたが今できる予防に取り組んでほしいと思います。

最終章 まとめ

1 食事と運動を丁寧に指導してくれる整形外科診療所を選び、そこから適切な病院を紹介してもらう。

2 ひざに水がたまったら、抜くのがベスト。抜いた後はサポーターでしっかり固定すること。

3 「ひざくずれ」を何度も起こすなら、骨折を防ぐために人工関節置換術などの手術を受けたほうがいい。

4 現在40歳の方が高齢者になるころには、再生医療でひざの痛みが治るようになるかもしれない。

5 日進月歩の医療の進展をあてにするより、今できる予防に取り組んだほうが良い。

おわりに

正しい情報で健康になる

最近、私の診療所に来る中高年の患者さんから「最近のテレビ番組は若者向けの内容ばかりで役に立たない。健康に関する番組をもっとつくってほしい」という話をよく聞きます。

若者向け番組が多い点について、コラムニストのマツコ・デラックスさんは「テレビを頻繁に見ているのは中高年の方々でも、テレビを見てすぐに物を買ってくれるのは20歳から34歳までの女性（F1層）だから、F1層が見てくれる番組をつくったほうが、スポンサーが付きやすい」という業界の事情を話していました（注1・報知新聞社）。

また、最近はＳＮＳ（ソーシャル・ネットワーキング・サービス）が普及し、活字離れが進んで、本を読む人が減ったといわれています。しかし、ひざの痛みが心配で本書に興味を持ってくださった読者の多くは、活字には慣れておられるはず。ＳＮＳには根拠のない情報も多く流されていますし、健康に関する情報は本から集めましょう。特に、本書のように根拠となる文献がはっきりと示された本から。

２０３５年（令和16年）には超高齢社会になると予測されています。みなさまひとりひとりがひざや股関節の痛みを予防する食習慣を身に付け、脚の筋力トレーニングとストレッチをして、サポーターなどのグッズを使っていただくことが重要だということが伝えたくて、この本を上梓しました。

最後まで読んでくださり、ありがとうございました。

戸田佳孝

参考文献

はじめに

1.戸田佳孝：9割のひざの痛みは自分で治せる.中経出版(KADOKAWA),2012
2.戸田佳孝：ひざ痛の97%は手術なしで治せる.マキノ出版,2014
3. 戸田佳孝：腰痛は「ヤンキー座り」で治る.マキノ出版,2015
4. 戸田佳孝：ラジオ体操は65歳以上には向かない.太田出版,2016
5. 戸田佳孝：10秒の「痛みとりポーズ」でひざ痛・腰痛はみるみる消せる.PHP,2017
6. 戸田佳孝：100歳まで自分の力で歩ける「ひざ」のつくり方.アルファポリス,2018
7. Lequesne M et al: Indexes...Scan J Rheumatol. 65(suppl 1):85-89,1987

序章

1.吉村典子：変形性膝関節症の疫学研究.日整会誌81：17-21,2007
2.古賀良生(編)：変形性膝関節症-病態と保存療法.(第1版)南江堂,2008
3. 大森豪：変形性膝関節症の疫学研究ー病態の….日整会誌93:508-518,2019
4. Felson DT, et al: Weight and…. J Rheumatol.22(suppl 43):7-8,1995
5. Toda Y, et al: Change in body fat…. J Rheumatol25:2181-2186,1998

第1章

1.Altinel L, et al: The Tohoku Journal of Experimental Medicine.211: 181-186,2007
2.Goudarzi R, et al: Effects of Arthrocen ...FEBS Open Bio. 7:187-194,2017
3.戸田佳孝：変形性膝関節症患者の嗜好..日本医事新報　4981号：38-41,2019
4. Lequesne M, et al :Structural effect of. Arthritis Rheum.47:50-58,2002
5.戸田佳孝：変形性膝関節症に対する ... 日関病誌63:107-111,2020.
6.国立健康・栄養研究所(監修)国民健康・栄養の現状—平成22年厚生労働省国民健康・栄養調査報告より.第一出版, 2013
7.戸田佳孝：多血小板血漿注射が効果的… 整・災外.62：1149-1151, 2019
8.戸田佳孝：アンケート調査による…整・災外. 59:1255-1258,2016
9.Lippiello L,et al.: Evid Based Complement Alternat Med. 5:191-197,2008

10. 小原映ほか:エストロゲン様作用を…杏林医学会雑誌.50:125-130,2019
11. 真柴賛:変形性関節症における…THE BONE.21: 617-621,2007
12. 石見佳子:骨代謝における食事.. 日本栄養・食糧学会誌 72: 71-77,2019
13. 廣瀬明日香:低用量…更年期と加齢のヘルスケア16: 91-94,2017
14. Oka H, et al.: Association of low dietary... J Orthop Sci 14:687 692,2009
15. Yaegashi Y, et al: Association of hip... Eur J Epidemiol 23:219-225,2008
16. 木村嘉之ほか:鉄剤投与で改善した慢性.. 慢性疼痛.36:137-138,2017
17. 原田理恵ほか: カルノシン…日本栄養・食糧学会誌55:209-214,2002
18. Mizushima N. et al.:Autophagy.. Nature, 451(71821): 1069-1075,2008
19. 松原主典ほか:福祉の現場から　食品….地域ケアリング20: 82-85,2018

第3章

1. 小川哲広ほか:内側型変形性膝関節症に….北海道理学療法 35:17-24,2018
2. 戸田佳孝:変形性膝関節症に対する壁にもたれて…整・災外(印刷中)
3. Fiatarone M et al: High-intensity….JAMA. 263:3029-3034, 1990
4. 戸田佳孝:高齢変形性膝関節症患者に…. 整・災外.63:107-111,2020
5. Saltin B et al: Fiber type… , Ann.N.Y.Acand.Sci., 301 : 3 -29,1977
6. Lequesne M, et al: Structural… Arthritis Rheum., 47:50-58,2002
7. 松永大吾ほか:相撲の基礎トレーニング…JOSKAS.41:1089-1093, 2016

コラム

1. 糸井亜弥ほか:中高齢…神戸女子大学健康福祉学部紀要 .10: 69-80,2018
2. 津山薫ほか:動的バランス能力の加齢変化…体力科学.61:131-137,2012
3. 中谷敏昭ほか:30秒椅子立ち…臨床スポーツ医学.20:349-355,2003

第4章

1. 戸田佳孝ほか:変形性膝関節症に対する痛点…整・災外.58:345-350,2015
2. 戸田克広ほか:足の用手療法が…運動療法と物理療法 .13: 219-224,2002
3. 戸田佳孝ほか: 膝OAの膝軟性装具療法…MB Orthop 23:39-46, 2010

参考文献

第5章

1.Mazzuca SA, et al: Pilot study....Arthritis Rheum 51:716-721,2004

2.Pai YC,etal.:Efect of age...Arthritis Rheu40:2260-2265,1997

3. Kwaees TA,etal.: Can...Prosthet Orthot Int. 2019 Apr;43(2):140-147

4.戸田佳孝:変形性膝関節症に対する蜘蛛の巣…整形外科(印刷中)

5.戸田佳孝ほか:膝関節水腫穿刺後の軟性装具整形外科62:1064-1068,2011

6.浅井淳:補装具の種目、受託報酬の額等に関する基準.日本義肢協会.2012

7.健康保険組合連合:https://www.kenporen.com/include/press/2019/20190404.pdf

8. Bennell KL: Lateral wedge insoles for.. BMJ. 18;342:DISC2912,2011

9. 戸田佳孝:変形性膝関節症に対する採型…臨床整形外科48:913-918,2013

10.Toda Y, et al。: Effect of a novel insole on...J Rheumatol 28:2705-2710 2001.

コラム

1.Kerrigan DC,et al :Moderate...Arch Phys Med Rehabil.86:871-875,2005

最終章

1.戸田佳孝ほか:変形性膝関節症患者の…整・災外 52:311-315, 2009

2.戸田佳孝:変形性膝関節症に対する多血小板血漿..臨床整形外科(投稿中)

おわりに

1.報知新聞社:https://hochi.news/articles/20180402-OHT1T50170.htm

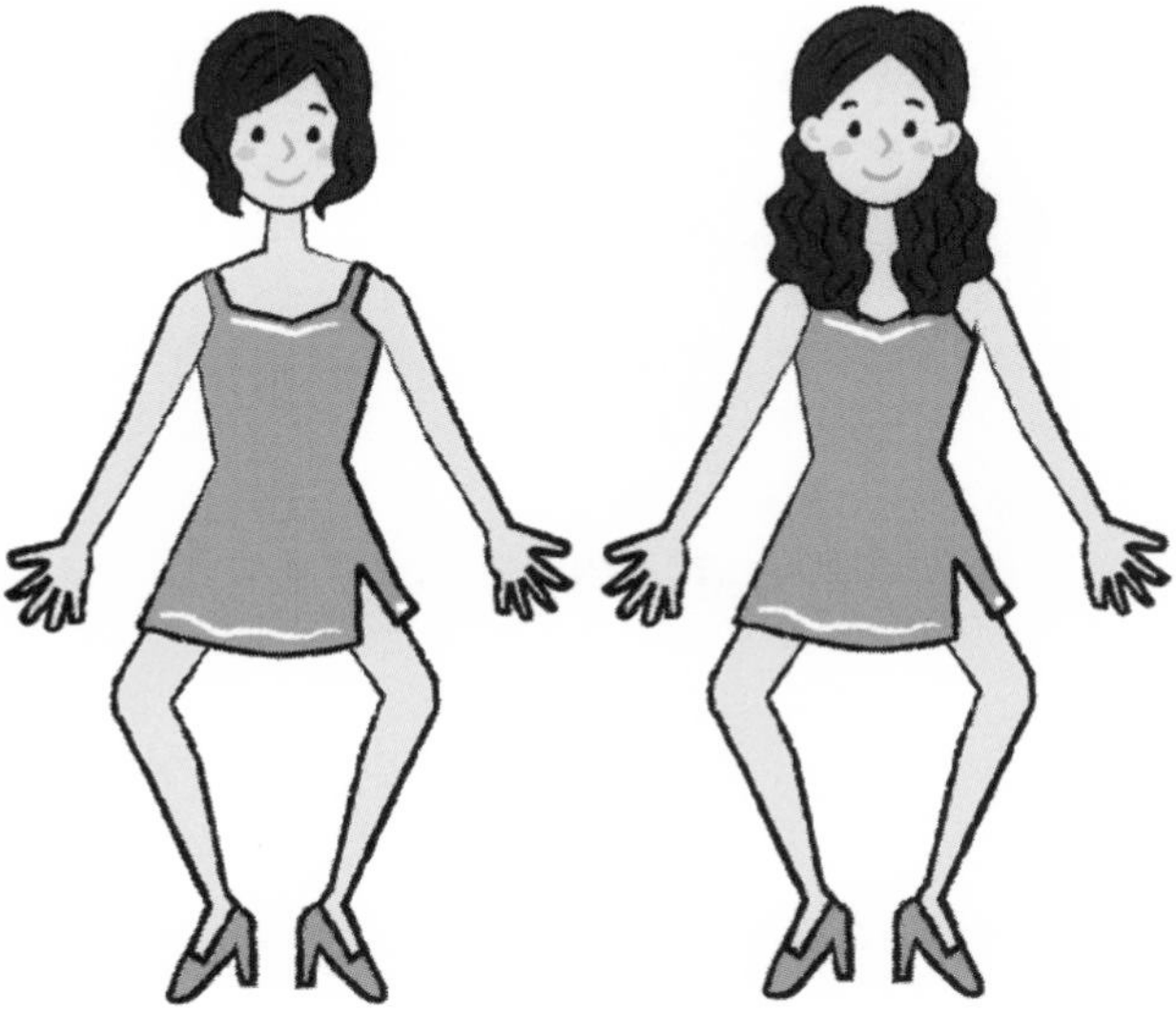

〈著者プロフィール〉

戸田佳孝（とだ よしたか）

戸田整形外科リウマチ科クリニック院長。医学博士。

1960年大阪生まれ。1986年関西医科大学卒業。1991年に英国王立整形外科病院へ留学し、1992年関西医科大学整形外科大学院を修了、医学博士号を取得。1997年には招聘研究員として米国タフツ大学に留学し、肥満と変形性ひざ関節症の関係について研究する。

1998年、大阪府吹田市に貴晶会戸田リウマチ科クリニックを開院。開院後も手術をせずに変形性ひざ関節症を治す方法（保存的療法）を研究し続けている。2004年、足底板の研究で日本整形外科学会奨励賞、2020年には日本臨床整形外科学会学術奨励賞を受賞。近年ではテレビ出演も多く『ホンマでっか!? TV』（CX系）の「ひざ関節評論家」としても知られ、幅広く活躍している。『100歳まで自分の力で歩ける「ひざ」のつくり方』（アルファポリス）、『9割のひざの痛みは自分で治せる』（KADOKAWA）、『ひざ痛の97%は手術なしで治せる』（マキノ出版）など著書も多数。

戸田整形外科リウマチ科クリニック

大阪府吹田市豊津町14-1 ブレスビル5階
電話 06-6387-4114
完全予約制 休診日：日・祝（木・土は午前のみ）
＊2020年4月現在

STAFF
レシピ制作、料理／藤沢セリカ
スタイリング／South Point
カメラマン／久保寺誠
カバーデザイン／金井久幸（TwoThree）
本文デザイン／横山みさと（TwoThree）
イラストレーション／アライヨウコ
執筆協力／西沢直
校正／村脇恵子（ディクション）
企画・編集／成田すず江（テンカウント）

*本書の内容に関するお問い合わせは、お手紙かメール（jitsuyou@kawade.co.jp）にて承ります。恐縮ですが、お電話でのお問い合わせはご遠慮くださいますようお願いいたします。

1日半分のアボカドで ひざの痛みはラクになる

2020年5月20日　初版印刷
2020年5月30日　初版発行

著者　戸田佳孝
発行者　小野寺優
発行所　株式会社河出書房新社
〒151-0051　東京都渋谷区千駄ヶ谷2-32-2
電話　03-3404-1201（営業）　03-3404-8611（編集）
http://www.kawade.co.jp/

印刷・製本　凸版印刷株式会社

Printed in Japan
ISBN978-4-309-28797-3
